Hôpitaux en détresse,
Patients en danger

Arrêtez le massacre !

Prs Philippe Halimi et Christian Marescaux
Avec Éric Maitrot et Bernard Nicolas

Hôpitaux en détresse, Patients en danger

Arrêtez le massacre !

Flammarion

ISBN : 978-2-0814-0727-5

Prologue

Notre manifeste

Pour en finir avec le harcèlement à l'hôpital public, un phénomène généralisé et inquiétant

Par les Prs Philippe Halimi et Christian Marescaux

Le suicide du Pr Jean-Louis Mégnien sur son lieu de travail le 17 décembre 2015 a mis les projecteurs sur les agissements de maltraitance et de harcèlement moral commis au sein de l'hôpital public. Il a réveillé les consciences. Hélas, depuis ce drame très largement médiatisé, d'autres suicides de personnels de santé surviennent régulièrement, avec une répétition inquiétante. Ça ne peut plus durer !

La communication de l'hôpital est toujours la même face à ces suicides, même lorsqu'ils surviennent sur le lieu de travail et refuse de voir un lien quelconque avec le travail. On se réfère toujours à des causes personnelles, à la « personnalité fragile » du suicidé. L'administration hospitalière n'aborde pas le problème de fond et se voile la face. Elle étouffe la réalité de terrain et communique en se réfugiant derrière des incompatibilités supposées ou réelles entre des personnes.

La réalité est tout autre. Ce n'est pas anodin de se tuer sur son lieu de travail. Ceux qui sont harcelés ont tous pensé à un moment donné à mettre fin à leurs jours[1]. Écoutons-les : « J'aurais pu moi aussi y passer et on aurait dit : "Oui, mais bon, il (ou elle) avait des problèmes personnels"… alors que la dégradation de ma vie familiale était uniquement liée à ce que je vivais dans mon travail. »

Cette souffrance au travail n'est pas si simple à déclarer. Elle renvoie à des déceptions, des non-dits, à la peur d'être encore plus stigmatisé, à l'absence de solutions concrètes envisageables, à la peur d'aggraver encore plus les choses et que, *in fine*, tout se retourne contre vous.

Depuis que l'Association nationale Jean-Louis Mégnien (ANJLM) a été créée en février 2016, la donne a commencé à changer : « Plus rien ne sera comme avant », « Nous ne sommes plus seuls », entendons-nous.

Comme l'écrit très bien un médecin harcelé : « Le fait que l'on puisse se confier à une association en sachant qu'elle nous croira, nous soutiendra et nous conseillera est primordial pour notre survie (dans un premier temps) puis pour notre vie tout court ! »

Un grand nombre de signalements pour harcèlement ou maltraitance continuent de nous être adressés chaque semaine ; si la majorité provient de médecins hospitaliers, d'autres personnels soignants, notamment des infirmiers, des cadres administratifs, des agents hospitaliers se manifestent et confirment l'étendue des phénomènes de maltraitance à l'hôpital public. Ils surviennent dans toutes les régions de France, en métropole et en outre-mer, dans tous les types d'établissement : AP-HP, grands et petits CHU et CHG, CMP, EHPAD[2].

---

1. Lire le chapitre 13, « La mort aux trousses. Récit d'une descente aux enfers ».

2. AP-HP : Assistance publique-Hôpitaux de Paris. CHU : Centre hospitalo-universitaire. CHG : Centre hospitalier général. CMP : Centre médico-psychologique. EHPAD : Établissement d'hébergement pour personnes âgées dépendantes.

Notre association actualise régulièrement sur son site la carte nationale des signalements ; plus de 400 cas sont répertoriés jusqu'à présent. Nous savons que la réalité est encore plus sombre car beaucoup de personnels harcelés hésitent à se manifester par peur de représailles.

Les médias répercutent très largement les informations reportées sur notre carte. Sa publication périodique est un moyen efficace de peser sur le ministère, les tutelles, les directions hospitalières, les ARS[1] et sur les acteurs politiques locaux (maires, députés, conseillers régionaux), qui sont sollicités et mis en cause par les médias et la population en raison de leur inaction et de leur laxisme.

Nous avons voulu que ce livre existe pour intensifier encore notre combat.

Nous sommes assaillis de demandes d'aide et de conseils.

L'arbitraire et l'iniquité sont la règle. Beaucoup de ces personnes ont fait appel à des avocats pour se défendre. Ceux qui ne l'ont pas encore fait sont démunis et se battent pratiquement seuls, car leurs collègues se taisent par crainte de se voir à leur tour maltraités…

Nos objectifs sont de :

– Faire cesser des pratiques dégradantes condamnées par la loi. Il faut d'urgence faire en sorte que ces atteintes à la dignité humaine, à la santé physique et psychique des personnes ne soient plus tolérées.

– Faire respecter l'état de droit dans l'organisation du service public hospitalier. Nous sommes résolus à aider par tous les moyens ceux qui sont victimes de maltraitance et de harcèlement à l'hôpital.

1. ARS : Agence régionale de santé.

– Faire prendre conscience que la loi « Hôpital, Patients, Santé et Territoires » de 2009, comme la loi Santé de 2016 (avec la mise en place des groupements hospitaliers de territoire), le type de management actuel, vertical, autoritaire, les contraintes budgétaires accrues du secteur, et les modes de tarification (tarification à l'activité) déshumanisent l'hôpital car ils ont pour seul objet la rentabilité, *via* la consommation d'actes.

Les conséquences de toutes ces politiques sont potentiellement graves pour les patients :

– augmentation du risque d'erreurs médicales ;

– inquiétudes sur la pertinence de certains actes médicaux (multiplication d'examens d'imagerie ou de biologie, traitements chirurgicaux inutiles) et sur la qualité de certaines prises en charge ;

– perte de chance pour les patients lorsqu'ils sont pris en charge par des personnels de soins harcelés et maltraités ;

– diminution de la qualité, voire extinction de la prise en charge de certaines filières de patients, quand plusieurs personnels travaillant dans le même secteur d'activité sont harcelés, mis au placard, ou en arrêt de travail, aboutissant pour ces patients à un préjudice par dégradation de leur suivi et par perte d'expertise spécialisée. Nous en avons observé plusieurs exemples, y compris dans des CHU importants[1].

D'autres associations que la nôtre se sont créées pour mettre en place des structures d'écoute et des dispositifs d'aide aux personnels de soins en détresse, et/ou à risque suicidaire, notamment pour les médecins. Ces derniers ont classé leurs conseils pour affronter de telles situations : la consultation auprès d'un psychiatre est plébiscitée, juste avant le recours à

1. Lire le chapitre 11, « Au péril de la vie des patients. Itinéraire d'une enfant (trop) gâtée ».

une plateforme d'écoute téléphonique dédiée, voire un numéro d'appel unique pour tous les professionnels, et la consultation d'un psychologue, du médecin traitant et l'orientation vers un généraliste formé à la prise en charge des soignants. En même temps, plusieurs enquêtes convergentes montrent que la très grande majorité des causes de souffrance déclarée ont pour point commun des conflits avec la hiérarchie, médicale ou administrative, correspondant pour beaucoup d'entre elles à des situations de harcèlement moral au travail, la surcharge de travail étant une cause fréquente mais pas systématique.

Ces initiatives « compassionnelles » sont louables et doivent être encouragées mais elles sont insuffisantes si elles ne s'attaquent pas aux causes du mal, à la prévention, qui passe par un management hospitalier entièrement revu, humain, soucieux de respect et de bienveillance vis-à-vis des personnels et priorisant la qualité de prise en charge pour les patients, associé à une politique de sanctions disciplinaires systématiques à l'encontre des personnels maltraitants, quels qu'ils soient.

*

Comme le démontrent les nombreux témoignages contenus dans ce livre, le harcèlement au sein de l'hôpital existe quelle que soit la fonction occupée. Divers modes de harcèlement sont dénoncés. Ils peuvent être à dominante interindividuelle ou institutionnelle. Ils peuvent être intriqués et se potentialiser[1].

a) Le conflit interindividuel : l'abus de pouvoir d'un responsable de service, d'un chef de pôle, d'un cadre, d'un responsable administratif, ou d'un directeur sur un subordonné conduit à

1. Lire également en annexes, « Origine du harcèlement au sein de l'hôpital public », par Philippe Halimi.

ce que ce dernier soit isolé, interdit d'opérer ou de consulter, ou bien suspendu ou sanctionné sans motif réel. L'instrumentalisation de certaines personnes faisant partie de l'équipe et/ou des instances locales de direction par le ou les harceleurs retarde la reconnaissance des agissements délictueux tant les procédés peuvent être subtils et redoutablement efficaces. Surtout face à des individus fortement investis dans leur métier. Malgré les protestations de la victime, sa mise à l'écart et son éviction s'organisent. C'est ce type de harcèlement moral qu'a subi le Pr Jean-Louis Mégnien et qui l'a amené à mettre fin à ses jours[1].

b) Le harcèlement moral institutionnel frappe souvent celui qui ne participe pas au déni collectif des critères de qualité du travail. C'est une forte personnalité, un lanceur d'alerte, une personne sensibilisée à la dégradation de la qualité de sa pratique professionnelle induite par une gestion exclusivement comptable. Cette pression managériale intense, à laquelle les directeurs d'hôpitaux sont eux-mêmes soumis[2], peut se répercuter sur cette personne qui devient alors gênante au point d'être mise en difficulté. Cela se passe souvent avec la complicité d'un ou de plusieurs échelons de la hiérarchie, plus accommodants que les autres, qui relayent la maltraitance pour des enjeux personnels de pouvoir. Ces personnes bénéficient alors d'un soutien sans faille de la hiérarchie administrative.

Lorsque le harcèlement institutionnel concerne un médecin, les principaux acteurs se situent au niveau de la gouvernance, c'est-à-dire à un ou plusieurs échelons de la hiérarchie médicale

---

1. Lire le chapitre 1, « Depuis la mort de Jean-Louis Mégnien, la parole se libère. Philippe Halimi, un homme en colère ».

2. Lire le chapitre 6, « Entre le marteau et l'enclume, les directeurs souffrent aussi... »

(chef de service, chef de pôle, président de CME[1]) et/ou administrative (directeur général, directeur des ressources humaines). Pour les médecins hospitaliers (PH, PU-PH[2], vacataires), le harcèlement moral résultant de cette logique de fonctionnement de l'hôpital est trop souvent relayé par les Agences régionales de santé (ARS) et le Centre national de gestion (CNG[3]) qui se soutiennent mutuellement, s'appuyant sur des enquêtes à charge non transparentes et non contradictoires, en culpabilisant toujours les victimes.

Quand c'est un personnel non médical de soins qui est concerné, les acteurs du harcèlement peuvent être à un ou plusieurs échelons de la hiérarchie de soins (cadre de soins, cadre supérieur, cadre paramédical de pôle, directeur général des soins infirmiers) et/ou la DRH. Le cadre administratif et l'agent hospitalier (technique et ouvrier) peuvent quant à eux subir un harcèlement issu de leur hiérarchie directe.

Lorsque la victime du harcèlement est un médecin, il est, en général, suspendu par sa direction puis mis « en recherche d'affectation ». Celle-ci peut durer jusqu'à deux ans et être accompagnée d'une menace de fin prématurée de carrière si le médecin n'accepte pas de poste ou de mission, propositions qui n'ont souvent pas grand-chose à voir avec son domaine de compétence. Il restera écarté de toute activité. Concrètement, ce médecin compétent à qui, en réalité, nul reproche ne peut être adressé,

1. CME : la Commission médicale d'établissement est l'organe représentatif de la communauté médicale.

2. PH : praticien hospitalier. PU-PH : professeur des universités-praticien hospitalier.

3. CNG : Centre national de gestion, autrefois appelé Centre national de gestion des praticiens hospitaliers et des personnels de direction de la fonction publique hospitalière.

sauf parfois de faire « trop bien » son métier, est mis au placard, démotivé, méprisé, bien que les décisions de la justice administrative lui donnent raison. Il se réfugie dans l'isolement, perd confiance en lui, se sent détruit, souffre de dépression, avec le risque suicidaire que cela entraîne. Il ne s'offre plus à lui que trois solutions :

– Il peut partir ou demander sa mutation dans un autre établissement, acte qui légitime le(s) harceleur(s).

– Il peut entamer un recours juridique très long et coûteux qui se compte en années de vie et de carrière sacrifiées[1].

– Il peut enfin avoir recours à une médiation nationale ou interrégionale, décidée et mise en place par le ministère précédent[2]. Celle-ci peut lui permettre de retravailler dans des conditions normales à court terme, soit localement (sous réserve de recommandations que la structure maltraitante se voit dans l'obligation de respecter), soit grâce à une mutation dans un autre établissement, choisi avec l'accord de l'intéressé, et la perte du poste pour la structure maltraitante.

Nous nous élevons énergiquement contre ce système déséquilibré qui confère des pouvoirs exorbitants à l'administration hospitalière, laquelle peut avoir le sentiment d'agir en toute impunité. Dans de nombreux cas, elle ne respecte pas les décisions de justice et n'est pas sanctionnée par ses autorités de tutelle. Cette situation est d'autant plus surprenante que celles-ci (ARS, CNG), les directeurs d'hôpitaux et les ordres professionnels détiennent le pouvoir de sanction disciplinaire mais bien souvent n'y ont pas recours. En l'occurrence, ils se rendent complices, volontairement ou non, de la maltraitance.

---

1. Lire le chapitre 8, « Et le droit dans tout ça ? Christelle Mazza, une avocate en première ligne ».

2. Lire le chapitre 9, « Édouard Conty, médiateur national, seul face au tsunami ».

Lorsqu'elle est alertée, l'Agence régionale de santé agit souvent en soutenant de façon univoque la direction hospitalière et le harceleur, au lieu de les sanctionner, et refuse de soutenir la victime. Le CNG et le ministère de la Santé se retranchent alors derrière l'ARS. C'est dans ces conditions que la maltraitance ne se voit pas sanctionnée par les autorités administratives qui ont pourtant l'obligation légale de la combattre. Ce qui est intolérable !

Des médecins, à qui on ne reproche rien au niveau professionnel, sont ainsi victimes de leur hiérarchie. Ceux qui ont eu le courage d'alerter afin de défendre des collègues victimes de harcèlement sont à leur tour inquiétés dans leur carrière, voire menacés.

Les médecins hospitaliers ne sont pas les seules cibles de ces pratiques maltraitantes. Les autres personnels soignants, les personnels administratifs, y compris tous ceux qui ont le courage d'alerter et de défendre des collègues victimes de harcèlement, sont aussi visés.

De nombreux cas de maltraitance et de harcèlement répondant à ce schéma ont été signalés à l'association.

Le harcèlement moral a pour conséquence d'infliger à l'individu de graves dommages psychiques et physiques. Comme le racontent les nombreux médecins qui témoignent dans ce livre, les techniques les plus répandues de mise à l'écart sont sournoises et répétées :

– confrontations avec agressions verbales ou dispositifs d'évitement et d'isolement, incivilités, injures publiques fréquentes et répétées, brimades, non-reconnaissance du travail fourni ;

– critiques systématiques du travail effectué, dénigrement perpétuel, mise en cause des diagnostics, des attitudes thérapeutiques ;

– utilisation du planning comme outil de persécution, entrave à la réalisation de projets de recherche ;

– menaces de procédure disciplinaire montée de toutes pièces (avec instrumentalisation d'une partie de l'équipe, faux témoignages, faits véniels montés en épingle) ;

– injonctions paradoxales (on fait par exemple refaire une tâche déjà exécutée) ;

– réunions de travail sans ordre du jour ou programmées en votre absence, décisions d'organisations actées derrière votre dos ;

– dédain de la personnalité : le harcelé est « ignoré » par la structure, les savoir-faire sociaux disparaissent (on ne le salue plus), il n'est plus tenu au courant de rien, on ne lui adresse plus la parole, il n'a plus de lien avec son équipe ;

– vexations en tous genres : on confie à d'autres des tâches qui sont de son domaine de responsabilité sans l'avertir, on lui retire une secrétaire, on déprogramme des patients, on interdit l'accès aux salles de consultation, on va même jusqu'à changer la serrure de la porte de son bureau sans prévenir.

Nous voulons ici dénoncer ces comportements scandaleux et répréhensibles.

Quand un chef de service, un chef de pôle, un directeur d'établissement veut récupérer un poste de praticien (pour y mettre une de ses relations, par exemple), on harcèle celui qui l'occupe. Si on n'a rien à reprocher à ce dernier, on invente, on fait courir des rumeurs, on intimide, on vandalise l'appareil qu'il utilise (échographe par exemple), on désorganise son service, on l'isole, on demande aux soignants de l'éviter ou de ne plus lui parler, on fait faire des fiches de signalements, le président de la CME se drape de dramaturgie en réunion plénière pour en rajouter une couche, le directeur dit qu'il ne peut rien faire mais prend un air contrit… Faudrait-il un blâme ? Souvent, il suffit d'attendre pour que le pauvre harcelé démissionne…

À l'extrême, la violence institutionnelle emprunte des voies surprenantes ; ainsi une cheffe de service en conflit avec sa direction s'est-elle retrouvée en garde à vue avec une demande d'internement survenue immédiatement après une descente de police à son domicile. La cause ? Une plainte pénale engagée par le directeur de l'établissement au sein duquel elle exerçait sans une ombre depuis dix ans à la suite de propos rapportés par une personne lors d'une conversation privée.

Dans d'autres cas concernant surtout les CHG, des PH chefs de service ou non, en tout cas confirmés et expérimentés, n'ayant jamais posé le moindre problème, sont, à l'approche de la soixantaine, harcelés par un directeur indélicat trop sensible aux contraintes budgétaires, l'idée machiavélique sous-jacente étant de les remplacer par un jeune PH qui coûtera forcément moins cher à l'institution et qui sera beaucoup plus « compliant » et aux ordres de la direction (on fait d'une pierre deux coups).

Enfin, les directions n'hésitent parfois pas à utiliser des moyens que la conscience réprouve pour arriver à suspendre un personnel, souvent médecin, récalcitrant :

– le faire interner en psychiatrie de façon abusive ;

– le suspendre sans raison, parfois avec la complicité d'autres collègues, sous prétexte qu'il est devenu psychiatrique et qu'il pourrait être dangereux pour les patients ;

– faire un signalement au procureur de la République pour mise en danger des patients par incompétence professionnelle, alors que des enquêtes indépendantes ont déjà déclaré ce médecin compétent ;

– suspendre un médecin DIM[1] alors même qu'il a respecté le code de déontologie, qu'il a défendu le secret médical, et que la CNIL (Commission nationale de l'informatique et des libertés) lui a donné raison.

Il convient donc de dénoncer sans relâche ce cloaque des procédés hospitaliers qui vise à écarter des énergies soignantes compétentes et responsables, dont le tort est de savoir dire non à ce qui est indigne d'un médecin.

Tous les maltraités ne le sont pas pour les mêmes raisons, mais ils ont tous en commun de subir la loi du Château, version Kafka. La méthode la plus usitée est le silence opposé à tout appel ou alerte. L'arme du crime est introuvable, car interne à la victime. De fait, une parole que personne n'écoute est comme un boomerang. Elle ne blesse que celui qui a pris la parole sans qu'on l'y invite. L'effet délétère du silence est spectaculaire chez les professionnels de bonne foi, et ceci à proportion de la (trop) haute idée qu'ils se font de ceux qui les gouvernent.

Faire son travail dans ce cadre devient pénible ou tout simplement impossible. Cette pathologie provoquée peut devenir grave pour la santé physique et mentale de la victime. Les arrêts maladie pour dépression se multiplient. Les manifestations somatiques sont fréquentes : poussée hypertensive, tachycardie, migraines, boule au ventre, insomnies, perte d'appétit.

1. Département d'information médicale : le DIM organise le traitement des données médicales des patients, valorise les activités de soins, base de la tarification à l'activité de l'hôpital. Ces données sont protégées par le secret médical et l'intégrité du dossier du patient est assurée. Pourtant, on note de plus en plus la présence de sociétés privées engagées par l'hôpital ; elles sont chargées de recenser les actes médicaux « oubliés » par les médecins, actes qui seront ensuite remboursés à l'hôpital par la Sécurité sociale.

Une femme médecin harcelée a subi en quelques mois l'ablation de la thyroïde, de la vésicule biliaire, la perte de ses cheveux et a fini par être hospitalisée en psychiatrie. Le risque de suicide devient élevé.

Non seulement l'effet est dévastateur sur la personne et le climat social interne, mais il ternit aussi l'image et la réputation de l'établissement hospitalier concerné et plus généralement du système de santé.

Contre tout cela, contre la généralisation de ces pratiques de harcèlement et de maltraitance au sein de nos hôpitaux publics, contre l'impunité dont bénéficient de nombreux maltraitants de la part d'une institution trop souvent sourde et aveugle, nous nous élevons avec la plus grande détermination !

Il est grand temps de mettre fin à ces pratiques délétères qui pourrissent littéralement la vie de nos hôpitaux et mettent en péril la qualité des soins et la santé de nos patients.

Prs Philippe Halimi et Christian Marescaux

Chapitre 1

Depuis la mort de Jean-Louis Mégnien, la parole se libère…

Un homme en colère

Par le Pr Philippe Halimi, chef du service radiologie de l'Hôpital européen Georges-Pompidou

Il était un des amis proches de Jean-Louis Mégnien. Comme d'autres collègues, Philippe Halimi a alerté en vain la direction de l'hôpital et celle de l'Assistance publique-Hôpitaux de Paris sur l'état de santé inquiétant de son ami. Le risque suicidaire était identifié plus d'un an avant son passage à l'acte. Aujourd'hui, le président de l'Association Jean-Louis Mégnien est un homme en colère.

Ce 17 décembre 2015 restera pour moi, comme pour beaucoup d'entre nous, un jour funeste.

Jean-Louis Mégnien, notre ami, s'est suicidé en se jetant du septième étage de l'hôpital Georges-Pompidou, où il exerçait. Père de cinq enfants, il n'avait que 54 ans.

Pour nous, qui avons vu sa descente aux enfers, qui avons alerté à plusieurs reprises la hiérarchie de l'hôpital comme la présidence de l'AP-HP, c'est un mélange de tristesse et de colère qui l'emporte.

La mort de Jean-Louis a déclenché un mouvement de grande ampleur parmi les personnels hospitaliers. Faisant fi de la peur qui les tenaillait, oubliant les risques de représailles, des centaines de personnes harcelées ont décidé de prendre la parole. Elles exercent dans des hôpitaux un peu partout en France. Certaines ont attaqué en justice, d'autres sont en dépression, il en est même qui ont failli attenter à leurs jours. Toutes témoignent de ce qu'elles subissent de la part d'une administration obsédée par le seul profit, un management qui exerce une pression de tous les instants sur des soignants progressivement épuisés. Les plus brillants sont aussi atteints. Ce fut le cas de Jean-Louis Mégnien dont le chemin de croix est emblématique.

Jean-Louis, c'était à la fois un cardiologue brillant, très proche de ses patients, et un homme délicieux.

Ses patients, on va l'en éloigner par de basses manœuvres, qui seront fortement sous-estimées par la plus haute hiérarchie de l'hôpital.

Depuis 2011, Jean-Louis Mégnien était ce que l'on appelle dans notre jargon un PU-PH. Un an plus tard, il va être soumis à des attaques en règle destinées à le faire craquer.

Et ce calvaire va durer trois ans. Trois longues années au cours desquelles il va passer de l'incompréhension au désespoir, lançant des appels au secours que seuls quelques amis entendront.

En septembre 2012, son chef de service part à la retraite.

Chacun pense à juste raison que Jean-Louis va prendre sa succession.

Mais curieusement, la direction décide de mettre en place une chefferie tournante : tous les quatre ans, Jean-Louis et un certain Gilles C. dirigeront à tour de rôle le service.

Gilles C. est moins titré que lui, mais Jean-Louis accepte.

Gilles C. occupe le poste mais s'engage à associer Jean-Louis au projet clinique, d'enseignement et de recherche.

En janvier 2013, Anne Costa prend la direction de l'hôpital.

En juillet de la même année, Gilles C. est nommé responsable du centre de médecine prédictive cardio-vasculaire.

Très vite, tout va dégénérer : Jean-Louis Mégnien est exclu de toute discussion dans son service ; il n'a plus son mot à dire sur la prise en charge des patients, sur les stratégies thérapeutiques.

Dans un premier temps, il ne se bat pas et décide de développer un projet médical alternatif.

La directrice Anne Costa s'en mêle et exige de Jean-Louis qu'il quitte son service. Elle prend prétexte de propos diffamatoires que Jean-Louis aurait eus à l'encontre de Gilles C.

Celui-ci a porté plainte ; la plainte se terminera par un non-lieu.

À partir de ces événements-là, nous avons vu Jean-Louis décliner. Nous commençons alors à être vraiment inquiets. Un premier mail est adressé à la direction, évoquant clairement un « risque suicidaire ».

De mars à décembre 2015, le Pr Jean-Louis Mégnien est en arrêt maladie pour dépression.

Quand il revient à l'hôpital, le 14 décembre 2015, la serrure de son bureau a été changée ; il doit faire intervenir un serrurier pour y entrer.

Trois jours plus tard, il se jette du septième étage de l'hôpital.

Pourquoi résumer ainsi la mort de mon ami ?

Parce que lorsqu'on fait le bilan de ce gâchis immense, on ne peut qu'être révolté.

Quand Jean-Louis Mégnien s'étonne de la nomination de Gilles C., il a raison : ce médecin a produit un CV faisant état d'une mobilité dans un laboratoire extérieur qu'il n'a pas effectuée. Ce qui sera également constaté par le doyen de l'université de Paris V et par le conseil national des universités.

Quand il se fait insulter par une collègue devant ses patients, il est humilié mais il encaisse.

Sa souffrance est immense mais personne dans la hiérarchie ne s'en est inquiété.

Par là même, elle a privé ses patients d'un médecin hors pair aimé de ses malades.

J'ai pu reconstituer son calvaire au travers de mails envoyés à sa hiérarchie, autant d'appels à l'aide, qui n'ont ému personne…

Le premier, c'est en janvier 2014, quand on le presse de quitter son service :

« Je découvre votre message à l'instant, avant de me coucher ; je craque, je n'en peux plus […] j'ai l'impression de descendre aux enfers. Qu'ai-je fait pour cela ? […] Couper tout lien avec le bureau des rendez-vous et mes patients et les étudiants, attaque ma dignité et me désigne coupable de ? »

Rachid Zegdi, un ami médecin, reçoit un mail inquiétant de Jean-Louis en novembre 2014.

Il décide alors d'alerter la directrice de l'hôpital et le directeur général de l'AP-HP, Martin Hirsch :

« Vous allez recevoir ce jour Jean-Louis Mégnien. Sachez, madame la directrice, qu'il est actuellement en grande souffrance. Vous en connaissez la cause (harcèlement moral) mais vous en ignorez son degré d'affliction. Le Pr Mégnien a une vision très noire de son avenir immédiat et à moyen terme. Il a clairement exprimé son désir d'en finir […] J'espère que vous saurez lui tendre la main et lui apporter toute l'aide qu'il mérite. »

Le lendemain Jean-Louis écrit à un collègue :

« Je t'avoue que je suis à bout [...] malgré mon souhait de rester dans la structure que j'ai créée, je baisse les armes par épuisement. »

Quelques mois auparavant, une infirmière avait témoigné de ce que « depuis 2012, Jean-Louis Mégnien a subi une parfaite exclusion du service de médecine préventive ».

Elle évoque un comportement cynique et inhumain de la part de trois de ses collègues.

Pas de dialogue, indifférence totale, harcèlement moral permanent. Et elle conclut son témoignage par une question : « Comment un tel acharnement peut perdurer au sein d'une institution hospitalière ? »

Jean-Louis n'est pas dupe, il sait d'où vient la cabale. C'est son ancien chef de service qui a fait passer le message qu'il ne faut plus lui parler, qu'il est devenu fou.

Il a encore l'envie de se battre et il n'hésite pas à interpeller son ancien chef : « Je sais que je suis seul contre vous trois mais ce n'est pas la peine que Mme X m'agresse avec de nombreuses insultes devant l'équipe médicale et les patients. »

Un an plus tard, la pression n'est pas retombée et à l'issue d'une réunion en présence de la directrice Anne Costa, Jean-Louis Mégnien évoque une tentative de déstabilisation, avec des propos calomnieux puis des menaces. On lui annonce que sa carrière est foutue… à moins qu'il s'en aille.

Un dernier mail du 9 juillet 2014 est emblématique de ce qu'il a subi durant plus de deux ans.

Il est écrit par le président de la Commission médicale d'établissement, la CME, qui a fait mine de jouer les conciliateurs sans intention de ménager Jean-Louis qui, lui, a dénoncé la manipulation :

« C'est l'histoire du type qui se noie et qui refuse la bouée qu'on lui tend parce qu'elle n'est pas verte à pois bleus. Nage donc et gare aux courants. »

*

Le 17 décembre 2015, l'annonce de son suicide au sein même de l'hôpital a été un choc d'une violence inouïe pour nous, ses amis.

Presque spontanément, nous avons décidé de créer « l'Association nationale Jean-Louis Mégnien de lutte contre la maltraitance et le harcèlement au sein de l'hôpital public ».

Martin Hirsch, directeur général de l'AP-HP[1], mis en cause pour son inertie alors qu'il avait été informé de l'état inquiétant de Jean-Louis Mégnien, n'a pas hésité à s'appuyer sur un rapport intégral de l'IGAS[2], dont il a été seul destinataire, pour dédouaner la directrice de l'hôpital.

Ce rapport « ne contient aucune mise en cause personnelle de la directrice d'HEGP[3] », a-t-il déclaré au cours d'un discours.

Nous avons été stupéfaits qu'il dénonce ce qu'il qualifie de « fausses rumeurs », « allégations mensongères » ou conclusions « détournées » par « diverses personnes », c'est-à-dire nous, représentant l'Association.

---

1. Lire le chapitre 8, « Martin Hirsch directeur général de l'AP-HP ; À cœur ouvert, rien d'impossible ! »

2. IGAS : Inspection générale des affaires sociales.

3. HEGP : Hôpital européen Georges-Pompidou.

Et le patron de l'AP d'en rajouter en affirmant que l'IGAS « n'accuse en aucune manière [Anne Costa] de harcèlement et aucune recommandation du rapport ne préconise, de près ou de loin, de sanctionner son comportement ou de prendre des mesures administratives à son encontre ».

Quant au rapport de l'inspection du travail, Martin Hirsch assure « qu'il n'a jamais été communiqué à l'AP-HP, à quelque niveau que ce soit ».

Circulez, y a rien à voir : « Nous n'avons pas à protéger Mme Costa, parce que nous aurions sous les yeux des rapports qui établiraient qu'elle ait fauté. J'estime que nous avons à protéger Mme Costa parce qu'elle est l'objet d'attaques personnelles, ne respectant pas la présomption d'innocence, et faite d'insinuations non fondées sur des faits. »

Il n'y aura donc pas de sanction disciplinaire pour Anne Costa, mais une mutation salutaire vers le groupe hospitalier de Paris-Ouest-Île-de-France, avec les hôpitaux Ambroise-Paré, Raymond-Poincaré et celui de Berck.

Martin Hirsch, qui fait rarement dans la dentelle, estime qu'il doit préserver Anne Costa pour éviter qu'elle soit une « cible vivante et qu'on profite de la première occasion pour l'accuser de crimes qu'elle n'aurait pas commis ».

Pour nous, ce discours est surréaliste et nous réagissons dès le 14 février 2017 par un communiqué : « Si l'association prend acte que la direction du groupe hospitalier dont fait partie l'HEGP est enfin renouvelée, mesure qui a été demandée par plusieurs membres de l'AP-HP dès le printemps 2014 en raison des multiples dérapages de cette direction, elle s'étonne des arguments utilisés pour défendre une action marquée par de nombreux scandales et plusieurs drames. »

On souligne également qu'en citant « de façon partielle et donc partiale » un rapport de l'IGAS versé au dossier de l'instruction judiciaire[1] (et qu'il est le seul à avoir lu en intégralité à cet instant de la procédure), Martin Hirsch bafoue le secret de l'instruction. Mais ce qui nous semble évident aussi, et nous l'écrivons dans notre communiqué, c'est « qu'en protégeant la direction du groupe hospitalier, la direction générale cherche à se protéger elle-même, car elle a été mise en cause dans le suicide de Jean-Louis Mégnien ».

Il est essentiel pour nous de défendre la mémoire de Jean-Louis, d'éviter que l'on ne laisse croire qu'il avait mis fin à ses jours pour des raisons personnelles ; un réflexe irrépressible chez ceux qui sont mis en cause. Évidemment, ce geste définitif de choisir de mourir est intimement personnel, mais dans le cas de Jean-Louis Mégnien, nous estimons qu'on l'a poussé vers la mort.

Ensuite, parce que nous ne sommes pas des incendiaires, nous voulons faire mieux connaître et combattre toute forme de maltraitance et de harcèlement au sein de nos hôpitaux.

Nous restons très vigilants car il existe à l'intérieur même des institutions, ARS, IGAS, AP-HP, des défenseurs acharnés du système de gestion mis en place en 2009 via la loi HPST, loi « Hôpital, Patients, Santé et Territoires », qui est venue se greffer à la tarification à l'acte (T2A).

Un système qui met tout le monde sous pression : les directeurs, leurs cadres administratifs et, bien entendu, les personnels hospitaliers. Et ce, quelle que soit leur place dans la hiérarchie : des professeurs comme Jean-Louis Mégnien, des infirmières, des brancardiers, ont choisi de mourir.

1. Suite à la plainte contre X pour « harcèlement moral » déposée fin décembre 2015 par Sophie Mégnien, l'épouse de Jean-Louis Mégnien.

D'autres, en masse, ont quitté l'hôpital. C'est un gâchis immense.

Et ce fameux rapport de l'IGAS de mars 2016, consacré au suicide de Jean-Louis Mégnien, que Martin Hirsch a utilisé pour disculper la direction de l'hôpital Georges-Pompidou, est la preuve que notre combat n'est pas inutile. D'abord, le mot « harcèlement » qui vient naturellement à l'esprit en l'occurrence, n'est écrit qu'une seule fois dans ce rapport, de surcroît avec des guillemets. Une façon habile d'évacuer cette hypothèse pourtant soumise actuellement à la justice (la plainte contre X pour harcèlement moral déposée par Sophie Mégnien, son épouse, est toujours en cours d'instruction) et d'exonérer les responsables.

Les formules utilisées sont symptomatiques de cette propension de l'Inspection générale des affaires sociales à réduire la portée de certains drames : « Les constats établis, s'ils visent à éclairer les circonstances de la survenue du drame du 17 décembre 2015, ne sauraient suffire pour autant à l'expliquer. »

Plus loin, les rapporteurs de l'IGAS oseront écrire : « L'absence de signalement et l'alerte tardive sur la souffrance du Pr Mégnien en novembre 2014 n'ont pas permis à la direction de saisir la médecine du travail ni la médecine de prévention. »

Ils ont sûrement mal lu les documents, notamment les mails, qui leur ont été transmis. S'ils avaient été plus attentifs, car je ne peux pas croire qu'ils aient voulu évacuer certains messages accablants pour la direction, ils auraient noté que Jean-Louis a fait appel au médecin du travail fin 2013 et qu'en janvier 2014, il écrivait : « Je craque, je n'en peux plus. »

Fort heureusement, l'Inspection générale du travail est allée plus loin. Dans un rapport, il est écrit que le suicide de Jean-Louis Mégnien serait en réalité un homicide involontaire. Ce sont deux inspecteurs qui chargent la directrice, Anne Costa, en soulignant son inaction quand elle a su ce que traversait Jean-Louis. Elle avait une mission d'arbitre impartial et elle a été défaillante selon les auteurs du rapport.

Il est très rare que l'Inspection du travail saisisse directement le procureur de la République ; elle n'a pas hésité dans ce cas. Nous verrons ce que l'instruction judiciaire en cours va donner ; ce sera sans doute long mais, en attendant, nous allons continuer de nous battre pour que des sanctions soient prises à l'encontre des harceleurs, bien sûr, mais aussi des directeurs d'hôpitaux suspectés de favoriser ce harcèlement professionnel.

*

Le suicide de Jean-Louis a provoqué un puissant électrochoc et en quelques semaines plusieurs dizaines de signalements sont parvenus à l'Association.

Sincèrement, nous avons été surpris par l'ampleur du phénomène.

L'Association est apparue pour beaucoup comme un refuge, un lieu où celles et ceux qui vivent des situations difficiles sentent qu'on s'intéresse à eux, que l'on parle d'eux. Des relations de confiance se sont nouées.

Aujourd'hui, nous recevons des dossiers tous les jours, et à leur lecture, nous découvrons des situations catastrophiques. On ne peut que s'alarmer. Sans aucune aide de quiconque, ces personnes sont en souffrance depuis des années parfois ; certains cas sont si graves que nous sommes très inquiets ; ils pourraient passer à l'acte suicidaire.

Et nous restons parfois impuissants avec un sentiment de culpabilité irrépressible. Je pense ici aux collègues de cette infirmière d'une quarantaine d'années qui s'est suicidée sur son lieu de travail à l'hôpital Cochin à Paris en mars 2017, qui n'ont pas pu empêcher le drame. Ce n'est pas anodin. On ne la connaissait pas mais on a cru revivre le cauchemar de la mort violente de Jean-Louis Mégnien.

Cette femme travaillait depuis vingt ans à l'AP-HP et depuis six ans au DIM, le Département d'information médicale.

Ce service avait pourtant fait l'objet d'une enquête administrative à l'initiative de la DRH et d'une expertise du CHSCT[1]. La direction de l'AP-HP, malgré son art de la litote, a reconnu que ce drame survenait « dans un service dans lequel les difficultés fonctionnelles et relationnelles avaient été identifiées ».

Des recommandations pour une meilleure gestion du personnel avaient été faites à la direction de Cochin dans un but de « réduction d'une politique managériale accusée de maltraitance avec les agents et d'action pour favoriser le départ de ceux qui le souhaitaient ».

La direction a ici encore été défaillante mais nie aujourd'hui ses responsabilités.

Cette infirmière, ne supportant plus la pression, avait observé un long arrêt maladie, elle s'est suicidée une semaine après son retour, constatant que rien n'avait changé dans son service.

C'est à chaque fois un choc. Imaginez ce que doivent ressentir où que ce soit en France celles et ceux qui vont si mal qu'ils ont perdu le goût de travailler et parfois de vivre quand ils entendent qu'un nouveau suicide vient de survenir dans un hôpital.

Nous recensons déjà plus de 400 dossiers de harcèlement, mais je pense que ce chiffre est en deçà de la réalité.

1. DRH : Direction des ressources humaines. CHSCT : Comité d'hygiène et de sécurité des conditions de travail.

Le message que l'Association a fait passer au ministère de la Santé est clair : « Vous porterez la responsabilité s'il arrivait malheur à tel ou tel médecin en souffrance. »

Pour que cela s'arrête il faut que cela vienne du politique.

C'est le politique qui a créé cette situation hallucinante au sein de nos hôpitaux. Cette loi de 2009, portée par Roselyne Bachelot, qui a donné des pouvoirs exorbitants aux directeurs et aux managers avec pour seule ambition l'équilibre financier voire le profit, est un échec total. Elle ne génère que souffrance, incompréhension et une prise en charge du patient dégradée. Les personnels soignants ne sont pas devenus tout d'un coup des incapables. Mais la pression des champions du *lean management*, basé sur la performance, est devenue insupportable. Cette volonté de pousser les soignants à accomplir le plus grand nombre d'actes tarifés est une aberration.

Il faut au plus vite rétablir l'équilibre entre les personnels qui prennent en charge les patients et les managers.

Quant aux politiques, le message à leur transmettre est très simple : « Vous ne faites rien, ça veut dire que vous cautionnez ! »

Ensuite, j'estime que les décisions de justice doivent être respectées ; si un collègue harcelé obtient gain de cause devant les tribunaux, le harceleur doit être sanctionné.

Aujourd'hui, on est dans un état de non-droit. Les responsables du harcèlement ne sont jamais ennuyés. Ce qui pourrait leur arriver de pire est une mutation, comme si l'on déplaçait le problème.

L'ancienne ministre de la Santé, Marisol Touraine, a fait un pas vers l'Association, avec la nomination d'un médiateur national et des relais de médiation en Région. Édouard Couty est un grand professionnel, il a effectué toute sa carrière dans ce milieu hospitalier, il a dirigé des hôpitaux, c'est un « démineur » de situations critiques. Mais l'exercice, parfois périlleux, a ses limites.

Je prends l'exemple de l'hôpital de Cambrai : la direction est accusée d'avoir provoqué une guerre intestine, favorisant le harcèlement et donc des situations inadmissibles pour le personnel.

Le ministère est informé et demande à Édouard Couty de se rendre sur place pour trouver des solutions d'apaisement.

Le médiateur réunit tout le monde, trouve un terrain d'entente, pense que tout est réglé mais les accords passés ne sont pas du tout respectés : dès que Couty tourne les talons, les mauvaises habitudes reprennent.

Dans ce cas comme dans bien d'autres, on est dans l'impunité totale avec 17 situations de harcèlement à Cambrai. Cela continue puisque personne ne tape du poing sur la table.

Ils ont la loi pour eux ; ils peuvent débarquer un médecin sans que l'ARS ni le CNG ne remettent en cause ce fait du prince.

Et quand un jugement ordonne la réintégration du médecin écarté, le CNG ne fait rien pour imposer ce retour. C'est pourtant l'organisme de tutelle qui laisse faire lors de la mise à l'écart du médecin et continue à être complice quand il n'impose pas son retour à l'hôpital.

Qu'est-ce qu'il y a derrière tout ça ?

Un jeu de pouvoir, à l'évidence.

Le lobby des directeurs d'hôpitaux a agi sur Roselyne Bachelot en 2009, comme il tente de le faire aujourd'hui avec Agnès Buzyn, ministre des Solidarités et de la Santé.

Lors d'un discours à l'École des hautes études en santé publique[1], le 4 janvier dernier, la ministre a souligné les difficultés et les défis du management des établissements de santé.

1. Lire le chapitre 12, « École de Rennes. Y a-t-il un pilote dans l'avion ? »

Elle a insisté sur la responsabilité managériale en matières économique et financière mais a aussi parlé de la souffrance de personnels.

Immédiatement, la Fédération hospitalière de France (FHF), par la voix de son président, Frédéric Valletoux, a interpellé la ministre. Il a regretté que « des situations particulières en cours d'examen aient pu, ces dernières semaines, faire l'objet d'une exposition médiatique [...] Je vous rappelle notre inquiétude quant à la mise en cause de responsables pourtant confrontés à des restrictions budgétaires sans précédent[1] ».

Et ce responsable syndical représentant les directeurs d'hôpitaux de conclure : « Dans ce contexte, il me semble contre-productif d'adopter une approche polémique : bien au contraire, la situation exige de faire face à nos responsabilités respectives dans un esprit de dialogue et d'ouverture, et de ne pas accréditer l'idée que des restrictions budgétaires impliqueraient systématiquement un management critiquable, générateur de souffrance au travail. »

On peut défendre sa corporation, mais se barricader dans le déni ne fait pas progresser dans la compréhension de la crise profonde que traverse l'hôpital. Les cas sont si nombreux de « management critiquable », pour reprendre l'euphémisme de M. Valletoux, qu'en dresser la liste serait accablant pour nombre de ces directeurs d'établissement.

J'ai envie de poser une série de questions à ce responsable de la FHF : « Où sont le dialogue et l'ouverture quand les directeurs et leurs affidés font régner la loi du chiffre dans le seul but de rentabiliser l'hôpital ? Les médecins et plus largement les personnels, quelle que soit leur position dans l'établissement, ont-ils le droit de s'exprimer ou simplement d'obéir sans sourciller ? Les directeurs, forts du pouvoir que leur accorde la loi,

---

1. Lire le chapitre 6, « Entre le marteau et l'enclume, les directeurs souffrent aussi ».

n'abusent-ils pas de leurs prérogatives en oubliant que leurs équipes sont composées de femmes et d'hommes ? Quel directeur responsable de harcèlement a-t-il été sanctionné, après jugement en sa défaveur, que ce soit sur le plan administratif ou sur le plan pénal ? »

Oui, j'affirme que cette volonté de faire des économies à tout prix n'engendre que souffrance des soignants et mauvaise prise en charge des patients. Non, on ne peut pas continuer à parler de clients ou d'usagers de l'hôpital. Lorsqu'on écarte un médecin de qualité, ce sont les patients qui en pâtissent[1]. Les exemples sont trop nombreux d'actes médicaux non pertinents, possiblement dangereux pour le patient. On estime à 30 % le nombre d'actes inutiles effectués dans les hôpitaux en France. Des actes remboursés rubis sur l'ongle par la Sécurité sociale, dont on s'étonne ensuite du déficit permanent.

La maladie chronique de l'hôpital public, c'est la recherche du profit dont les victimes directes sont les personnels et, en bout de chaîne, les patients. Cette réforme hospitalière, lancée en 2007 d'abord avec la tarification à l'acte puis, en 2009, avec la loi HPST, est un fiasco total. Regardons un peu ce qu'il se passe ailleurs.

Ce management vertical à la française est critiqué partout dans le monde. C'est une impasse.

Cette façon de diriger, de gérer, a été abandonnée, y compris aux États-Unis où l'on est dans un système participatif. Les médecins sont consultés avant toute décision et ça fonctionne très bien.

1. Lire notamment le chapitre 11, « Au péril de la vie des patients. Itinéraire d'une enfant (trop) gâtée » et le chapitre 4 : « Le 15 ne répond plus… ou les urgences sacrifiées ».

Si vous n'avez pas l'adhésion du personnel, si vous passez en force, il est inévitable que l'édifice se fissure : ça craque !

Au total, c'est inefficace.

Il n'y a plus de projets médicaux.

Vous voulez recruter, vous proposez à un médecin brillant un poste avec un vrai plan de carrière, il va accepter mais au bout de deux ans, il va partir.

Nous avons longtemps eu un des meilleurs systèmes de santé au monde… En 2017, la France n'arrive qu'à la 15e place d'un classement établi par la grande revue médicale britannique *The Lancet*. Et on continue à faire croire qu'on est les meilleurs. Cet aveuglement nous fait courir un grand danger.

Car peu à peu la prise en charge se dégrade, on le voit aussi avec les personnes âgées.

Le fonctionnement des EHPAD est un scandale !

Est-il supportable qu'une personne âgée n'ait droit qu'à une douche par semaine, ou qu'elle reste parfois des journées entières dans ses excréments parce que le personnel est débordé ?

Oui, ici comme à l'hôpital, les personnels sont maltraités. Et tout ceci se fait en toute connaissance de cause. Les plus hautes autorités de santé savent pertinemment ce qu'il se passe dans ces établissements. Et ça va empirer, tant qu'on ne sanctionne pas les personnes qui se comportent mal.

Même quand il y a suicide, ce qui est dramatique, il ne se passe rien.

Deux établissements de l'AP-HP ont été condamnés pour harcèlement moral : l'hôpital Henri-Mondor à Créteil et l'hôpital Ambroise-Paré à Boulogne-Billancourt.

Condamnations administratives définitives de la directrice et de deux supérieurs hiérarchiques médicaux d'une PH dans le premier cas et du supérieur hiérarchique médical d'une PU-PH dans le second.

Les personnes condamnées sont toujours en place. Incompréhensible pour ceux qui ont eu à souffrir de leurs agissements.

Pour être juste, il faut dire qu'il y a aussi des directeurs en souffrance.

Ils ont leurs contraintes, surveillés par les ARS chargées de faire respecter la loi. Nous avons des directeurs d'hôpitaux au sein de l'Association et nous les soutenons au même titre que les personnels soignants.

En même temps que nous dénonçons les abus de pouvoir au sein des hôpitaux, nous menons une bataille politique. C'est le discours que j'ai tenu récemment face à des sénateurs qui ignoraient l'ampleur du phénomène :

« Si vous pensez que ça va cesser, vous vous trompez. Si on ne retouche pas la loi HPST, on court à la catastrophe ! »

*

La nouvelle ministre, Agnès Buzyn, est tout à fait consciente de cette situation dramatique. Elle-même a été harcelée au cours de sa carrière de médecin hospitalier lorsqu'elle a visé le poste de chef du service d'hématologie de l'hôpital Necker[1].

Le problème, c'est qu'arrivée au ministère, elle s'est aperçue qu'il n'y avait pas de plan B pour assurer le financement des hôpitaux. Et elle reconnaît qu'échafauder une nouvelle stratégie va prendre du temps.

1. Dans le magazine *Challenges* en date du 30 janvier 2018, Agnès Buzyn explique ce qu'elle a subi à l'époque de la part de son chef de service : « Il me tenait à l'écart des réunions, prenait systématiquement le contre-pied de mes décisions. À tel point que je disais l'inverse de ce que je pensais pour le bien-être des malades ! Cela a été une période terrible. Si je n'avais pas eu mes enfants, je crois que j'aurais pu me suicider. »

En attendant, le personnel va continuer de souffrir, l'hôpital de se vider de ses meilleurs éléments qui vont se diriger vers le privé et le patient va voir sa prise en charge de plus en plus dégradée.

Le médiateur national va se multiplier, tenter d'éteindre des incendies de plus en plus nombreux, courir le pays, mais les moyens qui lui sont attribués sont nettement insuffisants. Et on a le sentiment qu'il arrive le plus souvent trop tard, lorsque le mal s'est enkysté.

On peut trouver des solutions pour améliorer la vie des personnels au sein des hôpitaux. Un peu plus d'humanité, un peu moins d'aveuglement, un peu plus de dialogue entre administratifs et soignants, un peu moins d'obsession du profit chez les dirigeants[1]. Cependant, avant cette révolution, une de plus, il faudra que la justice passe ; l'hôpital n'est pas une zone de non-droit !

J'insiste, parce qu'à mes yeux, c'est fondamental : tous les coupables d'actes de harcèlement définitivement condamnés doivent être sanctionnés. En réalité, dans la mesure où c'est le pouvoir politique qui a créé cette machine à broyer, c'est à lui de la stopper et de la remplacer.

1. Lire l'épilogue, « Nos 16 propositions pour arrêter la destruction de l'hôpital public ».

Chapitre 2

Le destin funeste d'un lanceur d'alerte

Par le Pr Christian Marescaux, ancien chef de l'unité neuro-vasculaire des hôpitaux universitaires de Strasbourg

Après des années passées à travailler sur l'épilepsie, Christian Marescaux, PU-PH neurologue, va se concentrer sur le traitement des AVC[1]*. Dès 2007, il note des dysfonctionnements graves dans son hôpital et il choisit de les dénoncer. Par la suite, il ne cessera de donner l'alerte.*

Il va le payer et le paie encore très cher aujourd'hui : il va être soumis pendant plusieurs années à une campagne d'intimidation, de harcèlement, et de calomnies à laquelle participeront tour à tour la direction générale du CHU, le conseil départemental de l'Ordre des médecins, et les responsables des pôles de neurologie et de radiologie. Il se verra retirer la direction de son unité, disparaîtra des organigrammes du CHU et sera interdit de garde. À 65 ans, le Pr Marescaux a dû quitter l'hôpital mais l'indignation, elle, est toujours là.

Que pouvais-je faire ? Me taire ?

Ne rien dire quand un homme de 50 ans meurt alors que pendant quatre jours les radiologues ont refusé de pratiquer les

1. AVC : Accident vasculo-cérébral.

examens qui auraient permis de mettre en place le traitement qui l'aurait sauvé ?

Ne rien dire quand une jeune femme de 22 ans reste gravement handicapée parce qu'elle a traîné 36 heures aux urgences, sans diagnostic et sans soins, alors qu'elle était victime d'un accident vasculaire avec paralysie des quatre membres et des muscles respiratoires ?

Ne rien dire quand un bébé meurt à 18 jours d'un hématome sous-dural qui évolue depuis sa naissance ?

Ne rien dire alors que ce bébé a été mal suivi pendant la grossesse et que l'accouchement s'est mal passé ?

Ne rien dire alors que ce bébé a été renvoyé des urgences pédiatriques au dixième jour de vie malgré les inquiétudes des parents qui signalaient des symptômes typiques de la décompensation d'un hématome sous-dural ?

Ne rien dire après la mort de ce bébé alors que, pour camoufler cette cascade d'erreurs médicales, l'expert du CHU a accusé le père de maltraitance et l'a fait incarcérer ?

Ai-je fait preuve de courage ou de bon sens en rappelant à la direction de l'hôpital Hautepierre de Strasbourg qu'il est anormal et dangereux que les IRM et scanners soient inaccessibles des journées entières aux patients hospitalisés en urgence parce qu'ils sont occupés par des clients privés ambulatoires et non urgents ?

Non, je ne suis pas un lanceur d'alerte, j'enfonce seulement des portes ouvertes : à quoi sert l'hôpital s'il oublie sa mission première qui est de prendre en charge des patients en souffrance, de leur apporter soins et attentions, de préserver leur bien-être ?

Je ne suis pas parti en croisade contre l'hôpital public en général, mais je n'ai pas pu taire les conséquences dramatiques des dérives de l'administration hospitalière. Je ne suis pas capable de courber le dos face à l'omerta !

Je ne suis pas guidé par la rancœur, l'aigreur et la jalousie, mais par ma nature, par mon engagement de médecin, et par les valeurs qu'on m'a inculquées depuis mon enfance. Et par rien d'autre.

Des services hospitaliers, des médecins, des dizaines de patients, et même mes proches, ont été les victimes collatérales de la guerre qui a été menée contre moi, et qui a coûté des millions d'euros à la collectivité.

Ce qui m'a frappé dans le combat inégal que j'ai mené durant toutes ces années, c'est l'arrogance de ceux qui savent qu'ils resteront impunis malgré les coûts humains et financiers de leurs procédés. « Nous avons la loi pour nous », répondent-ils, faisant référence à la loi HPST de 2009, dite loi Bachelot. Une loi qui donne tout pouvoir aux directeurs d'hôpitaux.

*

L'homme que je suis devenu a été façonné par sa famille. En particulier par ses deux parents, qui ont fait leurs études de médecine pendant la guerre de 1939-1945.

Ma mère était l'une des rares étudiantes en médecine à cette époque ; elle a accumulé les diplômes de spécialités, de la pédiatrie à la médecine légale en passant par l'hématologie ; mais elle n'a jamais pratiqué, et s'est occupée à temps plein de ses quatre enfants et de leurs études.

Mon père a choisi de travailler dans un laboratoire hospitalo-universitaire en histologie[1]. Je ne suis pas certain d'avoir été fasciné par l'intérêt scientifique de cette discipline. Mais, parmi mes meilleurs souvenirs d'enfance, il y a mes visites au laboratoire, au milieu des odeurs d'éther et d'animalerie.

---

1. L'histologie est la branche de la médecine et de la biologie qui étudie les tissus biologiques.

J'ai toujours été impressionné par l'ambiance qui régnait dans son équipe. Mon père n'avait aucune notion de classe sociale, seule la valeur de l'individu importait à ses yeux. Autour de lui, chacun était écouté et participait à la vie du laboratoire, quelle que soit sa situation professionnelle. Il considérait avec la même attention, et la même empathie, le chercheur qui codirigeait le labo avec lui et le technicien photographe ou l'animalier.

Enfin, mon père était passionné par l'enseignement et par le contact avec les étudiants ; ceux-ci en retour lui ont toujours témoigné du respect, et même de l'affection.

Dans sa vie professionnelle, mon père était un obsédé du travail qui devait être fait avec conscience et droiture, par vocation. Sa vocation impliquait de privilégier le fond et l'éthique, quitte à négliger la forme et la règle administrative. Sa vocation imposait aussi de privilégier l'intérêt de la collectivité, et de ne jamais chercher un avantage personnel, en particulier financier.

Il avait hérité ces deux principes fondamentaux de son propre père, qu'il citait souvent.

Dans sa vie de famille, mon père a essayé de nous inculquer ces mêmes principes rigoureux. Du coup, chez nous, le travail scolaire est plus qu'essentiel et remplit nos vies d'enfants et d'adolescents. Celles de mes deux frères aînés et de ma jeune sœur. Autour de la table familiale, on ne parle que de ça. En dehors des grandes vacances, il n'est jamais question de loisirs.

Et l'échec n'est pas envisageable.

Bachelier à 16 ans, avec mention « très bien », je m'engage en septembre 1967 dans une préparation « math sup » avec l'idée d'intégrer une grande école, si possible Polytechnique. Ma confiance frise la prétention. Mais en quelques semaines, je m'aperçois que mes camarades de classe ont un vrai don pour les mathématiques, et un sens de la compétition que je ne possède pas.

Je perçois une vraie douleur chez mon père quand je lui annonce en octobre que j'arrête « math sup » ; il se reprend très vite et m'assène :

« De toute façon, il est exclu que tu ne fasses rien cette année ! Tu iras à la fac ! »

Problème, toutes les facultés ont fermé leurs bureaux des inscriptions, sauf une, la fac de médecine. Je me suis donc inscrit, faute d'autre choix.

Ainsi, un peu par hasard, je me suis retrouvé à suivre la même voie que ma mère, mon père et mon frère aîné.

Au début de mon internat, mon avenir me semble évident : « Je serai pédiatre. » La pédopsychiatrie m'intéresse particulièrement. Mais pendant mon stage d'interne en pédopsychiatrie, je suis choqué par les théories arbitraires qui dominaient à cette époque en France, et je n'arrive pas à comprendre les stratégies de prise en charge des enfants et de leurs familles.

À cette date, l'enfant psychotique ou autiste n'était ni malade, ni handicapé, mais victime de la haine inconsciente de sa mère qui désirait sa mort : il fallait donc impérativement éloigner ces enfants de leur famille. En aucun cas, il ne fallait rechercher une dysfonction cérébrale organique, ni proposer une rééducation. Une seule approche : hospitalisation de l'enfant et psychanalyse de la mère.

Pour moi, ces pratiques représentent un refus de soins pour les enfants, et une culpabilisation inacceptable pour les parents.

C'est vers la neurologie que je vais me diriger.

En 1978, je passe ma thèse de médecine sur une forme particulière d'épilepsie ; je me spécialise dans ce domaine, qui n'est pas très prisé à l'époque ; il y a des pathologies nobles en neurologie et d'autres considérées comme banales ; l'épilepsie en fait partie.

Mais mon premier chef de clinique m'a toujours affirmé qu'un patient est toujours passionnant, si on se donne la peine de l'écouter pour décrypter son problème médical.

À son contact, j'ai appris que respecter l'éthique médicale, c'est pratiquer une médecine au service exclusif des malades, de tous les malades, même les plus démunis, même les plus ordinaires et banals.

Le patient, sa prise en charge à l'hôpital, son bien-être, si possible, seront mes seuls moteurs ; ils ont conditionné mes indignations et mes actions.

L'idée de devenir professeur au-delà de mon travail à l'hôpital et au laboratoire s'est imposée à moi presque naturellement. J'ai toujours aimé transmettre. Mon chef de service prenant une retraite anticipée, je me porte candidat ; personne d'autre ne se présente et j'obtiens le poste en 1984. Je suis professeur agrégé à 33 ans et mes parents ne sont pas peu fiers !

Dans les conflits qui m'ont opposé aux directions successives de Hautepierre, on m'a fait passer pour un type aigri, sénile et incapable, car un peu fou. Une façon de nier tout ce que j'ai pu accomplir, notamment sur l'épilepsie ; oublié le travail au sein de l'unité de l'INSERM[1] que je dirigeais en 1994, puis deux ans plus tard ma chefferie d'un des deux services de neurologie au CHU. Effacés aussi les 200 articles que j'ai publiés et la dizaine de livres auxquels j'ai contribué.

Contrairement à ce que l'on pourrait penser, j'ai toujours cherché à éviter les conflits au sein de mon équipe ou avec d'autres équipes.

Mais à partir de l'année 2000, la compétition avec le second service de neurologie du CHU devient agressive et nuit à la qualité de prise en charge des malades.

1. INSERM : Institut national de la recherche médicale.

En 2001, un jeune neurologue que j'avais formé, atteint du syndrome « Iznogoud », ambitionne de prendre ma place. Il me reproche de l'écraser et de l'humilier. En fait j'ai l'impression qu'il ne me pardonne pas de l'avoir aidé à rédiger la plupart des articles sur nos travaux communs, et surtout de lui avoir tenu la main pour écrire sa thèse de sciences.

Mon but n'était pas de l'humilier, mais de mettre en avant nos travaux sur l'épilepsie afin de lui permettre d'être nommé professeur, ce qui a été fait en 1996.

À partir du moment où mon jeune confrère n'a plus été en état de contrôler son ambition, j'ai décidé de lui laisser ma place, pour ne pas mettre en jeu le bon fonctionnement de l'unité d'épileptologie.

Et moi je me suis dit : « Tu vas faire autre chose. » Mais j'avoue que la décision de mettre un terme à vingt ans de carrière médicale et universitaire, dans un domaine où tout semblait m'avoir réussi, a représenté un énorme sacrifice.

*

Ainsi en 2001, pour sortir par le haut de la rivalité avec mon collaborateur, je demande à créer une unité neurovasculaire (UNV). L'AVC est une spécialité dont aucun neurologue ne veut à l'époque, et il n'existe pas d'UNV à Strasbourg.

Une unité de 26 lits serait consacrée aux AVC. Elle permettrait de prendre en charge au moins 1 000 patients par an ; une filière de soins rassemblerait la médecine de ville, le Samu, et les urgences. Les victimes d'AVC auraient un accès prioritaire à l'IRM[1], 24 heures sur 24 et 7 jours sur 7. Une collaboration avec la radiologie vasculaire interventionnelle était aussi prévue.

1. IRM : imagerie par résonance magnétique.

La création de cette filière de soins AVC se heurte très vite à l'opposition frontale de plusieurs clans : en effet, accorder la priorité à la prise en charge de ces patients AVC urgents, mais banals et nombreux, allait à l'encontre des deux dérives qui réduisent peu à peu l'accès à l'hôpital universitaire : l'écrémage par le médecin boutiquier qui filtre les malades en fonction de leurs revenus ; et le tri par le médecin pseudo-scientifique qui refoule les pathologies urgentes mais banales.

Premier accroc, l'autre chef de service de neurologie est clair : « Tant que je serai là, il n'y aura pas d'unité neurovasculaire ! » Derrière ce fait du prince, une crainte : que cette nouvelle unité, avec ces patients banals et nombreux, prenne trop de place et, à terme, lui fasse de l'ombre.

Deuxième accroc, des neuroradiologues sentent le vent mauvais des urgences qui menace de souffler sur leur activité. Urgents et nombreux, ces patients pourraient envahir les salles de scanner et d'IRM et empêcher de détourner systématiquement les équipements lourds de neuroradiologie de l'hôpital public vers la « bobologie » de ville suivie en privé. Et il est tellement plus profitable de programmer une IRM pour sa clientèle privée plutôt que de se coltiner une urgence !

Cédant à ces pressions, la direction du CHU refuse ma proposition de créer une unité neurovasculaire, et ainsi, se prive d'un service essentiel. En bout de chaîne, c'est toujours le malade qui en paie les conséquences. On a perdu dix ans au moins.

Créer une unité de 60 lits pour les AVC aurait coûté moins cher et nos patients auraient été mieux soignés. Un ancien patron de neuroradiologie de Toulouse disait qu'autoriser l'utilisation des scanners et des IRM pour de la « bobologie » en privé, c'était comme autoriser les pompiers à aller, moyennant finance, arroser les fleurs d'un particulier avec leurs véhicules de lutte contre l'incendie, sans se préoccuper des immeubles en feu.

Après ce refus, je propose de quitter le CHU de Strasbourg pour éviter qu'un conflit entre médecins et services s'éternise, au détriment des malades.

J'obtiens un accord verbal pour faire transférer mon poste dans un autre CHU.

À 50 ans, je démissionne de mon poste de chef de service. Huit jours plus tard, j'apprends que ma mutation est refusée. Je suis donc désormais un professeur sans service hospitalier.

Jusqu'en 2004, je continue mes fonctions d'enseignant, et mes activités cliniques se réduisent.

Pendant cette période, j'assure des vacations dans un hôpital psychiatrique à Rouffach, à 100 kilomètres de Strasbourg. Avec mes confrères psychiatres, nous mettons en place une unité destinée aux pathologies « passerelles », c'est-à-dire aux troubles comportementaux, caractériels ou psychologiques, survenant chez des patients souffrant de lésions ou de maladies cérébrales.

Je ne me trompais pas en prévoyant une augmentation spectaculaire du nombre d'AVC. Chaque année, entre 2001 et 2004, plus de 1 800 patients sont hospitalisés pour des AVC au CHU de Strasbourg. Ils occupent plus de 60 lits en permanence. On ne sait plus où les mettre. Le service de neurologie ne gère qu'environ 300 de ces patients. Les autres sont répartis sur les deux sites du CHU, l'hôpital central et l'hôpital Hautepierre, en dermatologie, en diabétologie, en rhumatologie, et personne ne s'en offusque ; la prise en charge est évidemment mauvaise, c'est aberrant mais nul ne bouge.

Malgré la résistance des neurologues et des neuroradiologues, une unité neurovasculaire sera créée en 2004 par obligation : le ministère de la Santé l'exige. Mais elle est ridiculement sous-dimensionnée par rapport aux besoins : il aurait fallu 60 lits à Strasbourg, il y en aura 10 !

Aucun neurologue ne voulait gérer cette petite unité. J'ai donc proposé de la prendre en charge, avec une PH et un interne.

D'emblée, j'explique au directeur du CHU que ce « mini » service ne correspond pas aux recommandations nationales et ne répond pas aux besoins[1].

La réplique du directeur est sans nuance : « Marescaux, ce n'est pas l'unité neurovasculaire qui est sous-dimensionnée, mais votre ego qui est surdimensionné… Le CHU n'a pas pour vocation de répondre à vos ambitions personnelles. »

J'essaie de le convaincre : « Si vous me demandez quels sont mes souhaits personnels, alors tant que vous y êtes, attribuez-moi un service avec 2 lits. Par rapport à mon salaire, la charge de travail sera raisonnable, et je serai content comme ça. Mais si vous me demandez combien de lits doivent être dédiés aux patients AVC qui sont hospitalisés à Strasbourg, c'est 60. Tôt ou tard, une clinique privée va accaparer les AVC curables et laissera au CHU les cas désespérés. »

Et le directeur de me répondre : « Mais oui, vous avez raison, c'est une bonne idée… d'ailleurs je me demande ce qu'un professeur brillant comme vous fait dans un hôpital public… bien sûr qu'il faut créer une grande UNV de pointe, mais en ville, dans une clinique privée… »

En 2012, l'UNV est transférée à Hautepierre. Elle s'est agrandie à 30 puis à 50 lits et devrait passer à 60, mais hélas sans moi !

---

1. L'AVC est une priorité de santé publique qui fait l'objet d'un « plan d'action national » depuis 2010. Il fait 130 000 victimes chaque année en France, 15 000 en Alsace. C'est la première cause de handicap chez l'adulte, la deuxième cause de démence et la troisième cause de mortalité (40 000 morts par an). Ces accidents, et surtout leurs séquelles, coûtent chaque année 8,3 milliards d'euros à la Sécurité sociale.

*

Dès l'ouverture de l'unité neurovasculaire, des dysfonctionnements graves apparaissent avec le service de neuroradiologie de l'hôpital de Hautepierre : les équipements lourds de radiologie de l'hôpital ne sont pas accessibles avant 20 h 30 pour les patients arrivés en urgence et pour lesquels un diagnostic est parfois vital. Pour les patrons de radiologie, un patient urgent relève de la garde, et celle-ci ne débute qu'à 20 h 30.

Dans la journée, les IRM et scanners sont réservés aux patients ambulatoires, et en particulier à la clientèle privée des patrons, pour des examens sans aucun caractère d'urgence.

Situation aberrante : un patient pris en charge par le Samu arrive tôt le matin aux urgences de l'hôpital. Il présente des troubles neurologiques évidents et un examen radiologique est indispensable. On l'installe sur un lit au milieu d'autres patients en attente. Les troubles s'intensifient mais IRM et scanner ne sont toujours pas accessibles. Des patients, que dis-je, des clients privés de médecins de Hautepierre passent avant !

Il est 18 heures et le patron, fourbu par sa longue journée, fait ses comptes, repart chez lui et ferme le local.

Ce n'est qu'à 20 h 30 que les appareils seront à nouveau opérationnels ; les machines sont accessibles pour le radiologue de garde et celui-ci vient d'arriver.

Près de treize heures après son arrivée, le patient, qui aurait dû être pris en charge en urgence, va enfin bénéficier d'un scanner ou d'une IRM. Si cet examen confirme la suspicion des urgentistes, si le patient est bien victime d'un AVC, il est trop tard pour envisager un traitement efficace. Ce type de traitement est dangereux au-delà de quatre à six heures d'évolution.

Chacun sait que chaque minute de retard dans un diagnostic d'AVC peut avoir des conséquences dramatiques. Quand ce retard se compte en heures, la catastrophe est certaine.

Ce n'est pas un roman noir, c'est la triste réalité, celle que j'ai vécue des dizaines de fois, ou plutôt que des patients ont vécue des dizaines de fois.

Je ne peux oublier par exemple la mort en 2008 d'un homme de 50 ans. L'hospitalisation débute un samedi en fin d'après-midi vers 18 heures.

Là encore, le patient a été adressé aux urgences, sans passer par la filière AVC qui est dans l'incapacité de répondre à tous les besoins. Il a des troubles de la vue et de l'équilibre. Il passe un scanner qui est interprété à tort comme normal. Rassuré à tort par le scanner, l'urgentiste adresse le patient en rhumatologie à Hautepierre.

Un premier interne de rhumatologie de garde dans la nuit du samedi au dimanche, conscient de la gravité de l'état de cet homme, demande une IRM au service de neuroradiologie de Hautepierre. Sa demande est refusée.

Le dimanche matin, l'état du patient s'aggrave : il ne peut plus utiliser correctement son bras gauche. Un second interne de garde en rhumatologie essaye d'obtenir une IRM, et demande l'intervention d'un cardiologue et d'un neurologue. On l'envoie paître !

L'interne renouvelle ses demandes le lundi, en vain.

Le mardi matin, au quatrième jour d'hospitalisation le patient est complètement paralysé du côté gauche. L'interne doit littéralement forcer les portes du service de neuroradiologie pour obtenir un scanner.

Le scanner est interprété et les radiologues concluent à la nécessité d'une IRM. L'IRM ne sera réalisée que le mardi à 14 heures, près de quatre jours après l'admission. Elle montre un AVC massif, mal situé, dans les régions profondes du cerveau.

C'est à ce moment-là que l'interne de rhumatologie laissée seule face à une urgence vasculaire cérébrale depuis plusieurs jours court-circuite les voies hiérarchiques et me contacte directement. Je me déplace à Hautepierre, et après avoir examiné le patient et regardé son IRM, je comprends qu'il est perdu.

Je fais rapatrier le patient dans mon service en centre-ville. Je discute longuement avec l'épouse du patient qui me confirme combien de refus ont été opposés à l'interne malgré son insistance.

L'état du patient continuera à s'aggraver et il décédera d'un arrêt cardio-respiratoire.

Je pousse un nouveau coup de gueule auprès des médecins qui n'ont pas voulu entendre l'appel à l'aide de cette interne.

Je rédige un certificat détaillé pour que l'épouse du patient puisse contacter le médiateur du CHU, et la Commission régionale de conciliation et d'indemnisation.

Enfin, je demande à la direction du CHU d'organiser une réunion de débriefing.

L'expertise demandée par la CRCI (commission régionale de conciliation et d'indemnisation des accidents médicaux) est accablante pour l'hôpital. L'expert insiste sur la mauvaise organisation de la filière AVC trop réduite pour répondre aux besoins ; il affirme qu'à aucun moment la prise en charge n'a été conforme aux règles de l'art ; enfin il qualifie de faute médicale et de perte de chances le délai de 70 heures séparant l'admision du patient de la réalisation de l'IRM.

La direction proposera à l'épouse un dédommagement de 5 000 euros qu'elle a refusé. Comme si la mauvaise prise en charge de son mari et sa mort pouvait s'acheter ! Son but était simplement que ça n'arrive plus dans cet hôpital. Hélas, ça a continué !

*

Pendant des années, je me suis battu en interne : pour améliorer la prise en charge de nos patients, pour maintenir la cohésion de mes équipes, des relations confraternelles avec mes collègues d'autres unités. Les bras de fer avec les directeurs, je n'en parlais jamais hors les murs de l'hôpital ; j'estimais que les problèmes d'organisation devaient se régler entre nous, soignants et administratifs. Mais un autre événement dramatique va tout changer, un événement que je ne pouvais passer sous silence, sauf à être complice de comportements déviants.

Alexandra n'est pas morte, mais sa vie a été brisée.

Le 13 avril 2010, cette jeune femme de 21 ans arrive à l'hôpital. Il est 5 heures du matin.

Elle a un mal de tête qui évolue très vite vers une tétraplégie[1] complète et une détresse respiratoire. Si on regarde les plannings de 8 heures à 11 heures ce jour-là, les deux IRM de l'hôpital sont occupées par les consultations privées des chefs de service de radiologie.

À partir de 11 heures et jusqu'en fin de journée se sont succédé des IRM cérébrales, du poignet, de la cheville, du genou… Seuls trois patients hospitalisés ont bénéficié cet après-midi-là d'un examen sur ces machines. Elles ont même été arrêtées entre 18 heures et 20 heures. Ce n'est qu'à 20 h 30 qu'Alexandra a pu bénéficier enfin d'une IRM, qui sera mal lue par un incompétent.

Il faut rappeler que lors d'un AVC, une artère bouchée ou une hémorragie empêche la circulation sanguine dans une partie du cerveau. Plus on traîne pour intervenir, plus les dommages seront importants. On peut être lourdement handicapé ou mourir. Une IRM est donc essentielle et doit se faire en urgence absolue.

---

1. La tétraplégie est la paralysie conjuguée des quatre membres.

J'estime et je le dis haut et fort à l'époque, qu'à Hautepierre, ces retards répétés d'accès aux IRM sont inacceptables.

Alexandra est arrivée à 5 heures du matin, elle n'a pas eu droit à ses examens, a passé son scanner à 21 heures… quand le médecin de garde a su qu'il serait payé ! Ce scanner a été interprété par un type qui n'y connaissait rien parce qu'il n'avait pas été formé pour ça ; pour lui tout était normal chez Alexandra.

Et puis, avec son nom de famille à consonance arabe, ne serait-elle pas une simulatrice ou une hystérique ?

Les parents paniquaient en voyant leur fille dans cet état, l'hôpital a appelé la police pour les faire partir.

La jeune femme a passé la nuit seule avec une main paralysée posée sur une sonnette d'alarme : « Si vous avez un problème, sonnez ! »

Le lendemain matin, pour prendre une douche, ils l'ont mise debout et pour voir si elle était vraiment paralysée, ils l'ont lâchée. Et bien sûr, elle s'est écroulée. Incroyable, mais c'est écrit dans le dossier avec des acronymes qu'il faut connaître pour savoir ce qu'il s'est passé réellement. Ils ont laissé Alexandra tomber à plusieurs reprises… Des pompiers de quartier agissant ainsi avec une personne secourue ayant des problèmes de ce genre seraient virés illico. Par la suite, sans peur du ridicule, la direction a fait courir le bruit dans l'hôpital que c'était une complication due à la prise de cocaïne ; la jeune femme serait devenue hystérique !

Quand j'alerte sur le cas d'Alexandra qui a dû attendre 36 heures un diagnostic d'AVC alors qu'elle est tétraplégique, j'ai le sentiment d'enfoncer des portes ouvertes.

Alexandra me raconte son histoire en sortant d'une séance de rééducation. Je me dis en l'écoutant que ce n'est pas possible, ça n'a pas pu se passer comme ça. Je lis le dossier et je vois que tout ce qu'elle m'a dit est vrai. Je vais voir le directeur en lui disant : « Dites donc, c'est délirant cette histoire ! » Il me demande de ne pas ébruiter ça, et me dit que je vais faire exploser l'hôpital et moi avec. Il me promet que désormais, aucun radiologue ne pourra refuser de faire un examen en urgence et que pour Alexandra, les avocats de l'hôpital seront à ses côtés à l'expertise et qu'elle sera dédommagée.

La jeune femme est aujourd'hui paralysée de tout le côté gauche !

Elle subit une expertise en septembre 2012.

En conclusion de cette expertise, on ne reconnaît que le caractère inesthétique de sa cicatrice de trachéotomie. Les experts concluent que tout s'est passé normalement.

Pour moi, Alexandra a été trahie. Je suis furieux et je vais revoir la direction en disant : « Ce n'est pas ça qui était prévu. » Dans la foulée, je rédige un certificat relatant la réalité des faits et je le transmets à l'avocat d'Alexandra. Une déclaration de guerre pour l'hôpital[1] !

Le certificat est accompagné d'un double des plannings d'occupation des deux IRM de Hautepierre, le jour de l'hospitalisation d'Alexandra.

Mon attitude est considérée comme une attaque personnelle par le directeur général. La révélation des plannings lui est particulièrement insupportable ; il suspecte le service de neuroradiologie interventionnelle de m'avoir transmis ces documents, et décide de se débarrasser de son patron et de sa secrétaire.

Cela paraît fou, mais il en a le pouvoir grâce à la loi HPST de 2009.

1. Réponse de la direction du CHU : « S'il y a eu un problème avec cette patiente, tel qu'un défaut d'organisation des services, elle est en droit de nous demander des comptes. Mais depuis l'acquisition d'une cinquième IRM en 2011, il y a eu une formidable amélioration. Nous pouvons aujourd'hui satisfaire tous les besoins. »

Deux ans plus tard, le tribunal administratif considérera que la destitution du chef de la neuroradiologie constitue un abus de pouvoir, et le rétablira dans ses fonctions.

Le directeur général, malgré ses pouvoirs exorbitants, se trouve confronté à un problème délicat : le radiologue suspendu abattait un travail énorme ; il faut donc obligatoirement le remplacer. Mais comment ?

Dans un premier temps, le directeur décide d'acquérir un robot américain, qui est supposé aider à réaliser des gestes de radiologie vasculaire interventionnelle. Cet achat est décidé sans aucune concertation médicale.

Or, ce robot avait été évalué par une équipe spécialisée du CHU qui l'avait jugé coûteux, inutile et dangereux. De fait, la firme qui le propose à la vente n'a testé sa sécurité que sur trois cochons, en tout et pour tout !

D'ailleurs, en 2011, deux dirigeants de cette firme américaine sont inculpés aux États-Unis pour avoir utilisé des moyens illégaux (corruption, faux et usage de faux) auprès de radiologues et de directeurs d'hôpitaux pour vendre des machines qui n'avaient pas l'agrément de l'administration fédérale américaine pour la santé, la fameuse FDA[1].

La compagnie a eu d'énormes problèmes financiers et a été rachetée par un concurrent.

Et ce robot, nommé « Magellan », a représenté un investissement de plus de 2 millions d'euros sur deux ans. On pourrait en rire, si dans le même temps, la même direction générale du CHU n'exigeait pas des différentes unités des économies draconiennes.

1. FDA : la Food and Drug Administration est l'administration qui est aux États-Unis en charge des denrées alimentaires et des médicaments.

Dans un deuxième temps, le directeur décide de la création d'une nouvelle équipe pour réaliser les gestes de neuroradiologie vasculaire interventionnelle. Le directeur choisit lui-même les médecins composant cette équipe. Les médecins de l'UNV et les neurochirurgiens ont déjà eu à faire aux radiologues « élus » par le directeur, et ont constaté leur manque de compétence.

Je m'oppose donc formellement à la collaboration avec cette équipe de bras cassés. Malgré les menaces du directeur, je ne cède pas, et refuse ce mode de fonctionnement très dégradé. Le directeur exige néanmoins des autres neurologues qu'ils acceptent de collaborer avec cette nouvelle équipe.

*

Très vite, en 2013, des patients sont victimes d'erreurs liées au manque de compétences médicales. Pour camoufler ces dysfonctionnements, les médecins falsifient des dossiers radiologiques : clichés effacés ou porteurs d'annotations mensongères ; comptes rendus tronqués altérant délibérément la vérité. J'en ai toutes les preuves.

Le cas le plus dramatique concerne un radiologue grec, qui aurait fait ses études en Roumanie, et qui aurait fait sa spécialité de NRIV en Turquie puis à Limoges. Je dis « aurait » parce qu'il a été établi avec certitude que la partie de son CV concernant Limoges était un faux.

Selon les documents qu'il a fournis, ce médecin aurait travaillé seize semaines au CHU de Limoges, et réalisé pendant ce séjour 69 gestes de neuroradiologie interventionnelle en tant qu'opérateur principal. À lui seul donc, ce jeune médecin aurait eu une activité comparable à celle des meilleures équipes françaises.

Un score incroyable.

Et de fait, ce chiffre n'aurait jamais dû être cru. Après vérification auprès du CHU de Limoges, il s'avère que ce médecin n'avait pratiqué aucune intervention, et non pas 69, et que son séjour avait duré 8 semaines et non pas 16 !

Sans être au courant de ce faux, la Haute Autorité de Santé (HAS) avait des doutes sur ses qualifications, et avait refusé qu'il soit autorisé à prendre des gardes ou à réaliser lui-même des interventions.

En juillet 2013, ce radiologue intervient sur une femme de 50 ans qui saigne du nez. La patiente présente une fissure de la carotide interne gauche ; c'est évident sur le scanner.

Comme l'hémorragie nasale persiste, il est décidé d'emboliser, c'est-à-dire occlure par des petits ressorts en métal l'artère en cause.

Problème : le médecin qui va pratiquer ce geste n'a pas remarqué, ni sur le scanner, ni sur les clichés artériographiques, que le saignement provenait de la branche interne de la carotide interne. Il a décidé de boucher la carotide externe.

La branche externe a été occluse, et le flux a été dévié vers la branche interne. Du fait de cette surpression, la branche interne a explosé au niveau où elle était fissurée. Un flot de sang coulait dans la bouche et dans le nez de la patiente qui n'était pas anesthésiée et qui s'est sentie étouffée dans son sang. Après une agonie horrible, elle va finir par mourir d'un arrêt cardiaque.

Le radiologue va alors demander aux manipulateurs de la salle de neuroradiologie interventionnelle d'effacer les clichés et de noter que la patiente était décédée de façon « spontanée » avant le début de l'intervention.

Les manipulateurs refusent de se rendre complices de cette mascarade morbide. Ils archivent immédiatement les clichés, et rédigent un rapport décrivant tous les événements qui ont entouré le décès de la patiente, y compris la demande de falsifications.

Je suis horrifié par le décès de cette malade, et je demande à rencontrer le directeur. Je lui rapporte les faits et j'ajoute :

« Savez-vous que le médecin en cause a falsifié son CV, et qu'il n'a pas eu la formation qu'il prétend avoir suivie ? »

Je reste sans voix lorsque le directeur m'assène : « Mais, professeur, qui n'a pas gonflé son CV pour obtenir un poste ? »

Après avoir suivi les voies hiérarchiques classiques, et devant le silence obstiné du directeur face à mes signalements répétés, je décide de transmettre les dossiers concernant des falsifications au procureur de la République.

Dans le cas de la patiente décédée, ce procureur va diriger la famille vers mon avocat, en leur demandant de se battre pour obtenir la vérité. Une procédure toujours en cours.

Quant au radiologue qui a falsifié son CV, il exerce toujours… mais il a été exfiltré dans une autre région… Le système de santé s'est, en cette occasion, comporté comme certains évêques qui mutent discrètement un prêtre pédophile !

En grande partie à cause de ces dysfonctionnements, la Haute Autorité de Santé a refusé la certification du CHU de Strasbourg en octobre 2013. C'était une première pour un CHU. Cette certification sera finalement accordée en 2015, mais lors de cette seconde visite, les experts de l'HAS ont été « déroutés » lors de leur parcours dans les services et n'ont pas vu l'unité neurovasculaire ni la neuroradiologie-interventionnelle-vasculaire.

*

Si l'affaire de la jeune Alexandra a ulcéré la direction du CHU, celle de Maxime Walter, son cousin, va causer ma perte.

En août 2013, Me Jean-Christophe Coubris, l'avocat de la jeune Alexandra, me téléphone et me dit : « En rédigeant un certificat pour Alexandra, vous avez mis votre tête sur le billot. La direction des hôpitaux universitaires de Strasbourg ne vous pardonnera pas cette intervention. Un jeune cousin d'Alexandra est décédé à Hautepierre, il y a quelques années, suite à de très graves erreurs médicales. L'hôpital se bat depuis lors pour étouffer cette affaire, et vous avez donné l'impression de mettre de l'huile sur ce feu. Venez en parler avec moi chez les parents de ce jeune homme… »

Chez les Walter, l'ambiance est lourde, la maman est accablée de douleur, le père est révolté. Les parents de Maxime et leur avocat m'affirment que le chirurgien pédiatrique qui aurait dû l'opérer a choisi délibérément de le laisser mourir. Je n'ai aucun doute sur le fait que Maxime a été victime d'erreurs et de négligences, mais je ne peux pas imaginer une malveillance délibérée dans la désorganisation de Hautepierre.

Le père, qui a perçu mes doutes, me fait savoir qu'il n'est pas étonné et que je me comporte comme tous les médecins qu'il a croisés, en refusant de voir la vérité en face. La discussion prend fin.

J'étais encore sur le pas de la porte quand la maman sort, et me tend une liasse de documents : « Lisez-les au moins, et vous nous direz après ce que vous en pensez… » Je les prends pour ne pas la froisser.

En sortant de chez eux je dis à ma femme : « La paranoïa est contagieuse. Les Walter en sont atteints, et ils ont contaminé leur avocat. »

Néanmoins, le soir même, je me plonge dans les documents que la mère de Maxime m'a confiés. Il s'agit de trois expertises et contre-expertises concernant les circonstances du décès de son fils ainsi que de divers documents sur l'enquête judiciaire et sur les enquêtes diligentées par le CHU et par le ministère de la Santé.

Toute la nuit, j'ai lu et j'ai relu ces documents. Ce que disent les trois collèges d'experts confirme l'hypothèse des parents et de l'avocat : le chirurgien est directement responsable du décès de Maxime, et surtout, lorsqu'il a quitté l'hôpital sans être intervenu, au vu de l'état clinique, biologique et radiologique de Maxime, la mort de l'adolescent était certaine à 100 % en quelques heures sans une intervention chirurgicale !

Ce que montrent les diverses enquêtes, c'est que le milieu hospitalier, à tous les niveaux hiérarchiques, a couvert ce chirurgien…

Je n'ai pas dormi de la nuit. Le lendemain, je retourne chez les parents, et je leur dis que je ne me remettrai pas de mes lectures : « Je ne sais pas si c'était votre intention, mais vous venez de pourrir ma vie de médecin ! »

*

La mort tragique de Maxime Walter est en effet emblématique de ce qui se passe depuis quelques années à l'hôpital Hautepierre ; il est essentiel de raconter en détail le déroulement des faits.

Le dimanche 21 septembre 2008, ce jeune homme, cycliste de bon niveau, fait une chute à vélo ; le guidon lui enfonce l'abdomen, les douleurs au ventre sont intenses. Les pompiers le transportent à Hautepierre.

Comme Maxime n'a pas 16 ans, il est confié aux urgences chirurgicales pédiatriques.

On est dimanche et aucun chirurgien senior n'est présent ; Maxime est confié à la responsabilité d'une interne en huitième année de médecine, qui se destine à l'ophtalmologie.

À 12 heures, Maxime bénéficie d'une échographie de l'abdomen. Celle-ci est réalisée par un jeune radiologue argentin de garde en tant qu'interne. Le compte rendu signale une « lacération » de la rate avec une volumineuse hémorragie interne, qui s'est répandue dans toute la cavité de l'abdomen. Le radiologue s'étonne que Maxime ne soit pas perfusé et que sa tension artérielle n'ait pas été prise.

Au retour de l'échographie, Maxime est pâle et couvert de sueurs. Il reste prostré, couché sur le côté droit, replié en chien de fusil. Son abdomen est distendu et le fait violemment souffrir. Le choc hémorragique et l'effondrement de sa tension artérielle lui font courir un risque vital.

13 heures : le senior d'astreinte en chirurgie pédiatrique viscérale, le docteur Moog, est prévenu, en détail, du cas de Maxime. Malgré ces informations, il ne juge pas utile de se déplacer, mais se contente de prescrire un scanner abdominal, en demandant à être informé du résultat du scanner.

À 14 heures, le scanner, réalisé par le même radiologue de garde, confirme les observations faites sur l'échographie, mais les lésions se sont accentuées : la rate est lacérée en plusieurs points ; l'hémorragie interne est massive, dépassant 2 litres.

Prévenu par téléphone des résultats du scanner, le docteur Moog refuse une nouvelle fois de se déplacer. Selon lui, la rate doit être préservée et l'hémorragie doit être compensée par des transfusions. Maxime est alors transféré en réanimation médico-chirurgicale pédiatrique spécialisée.

Les transfusions vont se succéder à un rythme anormal.

Or, se contenter de transfuser alors qu'une artère est rompue, sans avoir au préalable suturé la plaie de l'artère, est aussi peu rationnel que de tenter de remplir un tonneau percé sans avoir colmaté la brèche par laquelle le liquide s'écoule.

15 heures : les bilans sanguins sont alarmants, et démontrent que les transfusions sont non seulement inefficaces, mais encore qu'elles sont en train de tuer Maxime. C'est un cercle vicieux : plus Maxime saigne, moins il coagule ; moins Maxime coagule, plus il saigne.

En raison du volume de l'hématome, les veines de l'abdomen sont comprimées ; le sang stagne au niveau des reins, du foie et des intestins. Les uns après les autres, ces organes s'asphyxient et n'assurent plus leur fonction ; s'ensuit un œdème et un engorgement dans tous les tissus de l'organisme, et en particulier au niveau des jambes, des poumons et du cerveau.

15 h 30 : le docteur Moog est rappelé mais il ne juge pas nécessaire de se déplacer. Il demande simplement de poursuivre les transfusions.

Mais l'hémorragie continue ; la tension artérielle chute ; les transfusions se succèdent sans interruption ; le sang ne coagule plus.

Entre 17 et 18 heures : le chirurgien se rend enfin au chevet de Maxime. À cette heure, tout indique que Maxime va évoluer inéluctablement vers la mort. Il faut procéder en urgence à une ablation de la rate et à une ligature de l'artère. Malgré cette évidence, le chirurgien refuse d'opérer, et rentre à son domicile vers 19 heures.

23 heures : le docteur Moog est contacté par téléphone en raison de l'aggravation continue de l'état de Maxime. Sans aucune justification médicale, il s'oppose encore une fois à une intervention chirurgicale, et ne juge pas utile de se déplacer.

6 heures du matin : après un nouvel appel de la réanimation pédiatrique, le docteur Moog accepte enfin le principe d'une intervention chirurgicale, après dix-huit heures d'atermoiement.

Il va se contenter d'évacuer le sang et les caillots qui se sont accumulés dans l'abdomen. Dans le compte rendu opératoire, le volume de sang retiré de la cavité abdominale est estimé à 3-4 litres.

Paradoxalement, le docteur Moog affirme que la rate est dans un état satisfaisant, et qu'il n'est donc pas nécessaire de l'enlever. Cette contre-vérité sera par la suite la base du système de défense du chirurgien : Maxime n'aurait pas saigné en raison d'un traumatisme de la rate, mais en raison d'une maladie de la coagulation, favorisée par le dopage que les parents imposaient à ce jeune sportif !

Maxime va continuer à saigner dans l'abdomen.

Vers 10 heures du matin, une seconde opération est décidée. Les parents de Maxime ont vécu ce geste comme un acharnement thérapeutique inutile. En réalité, le patron du service de chirurgie viscérale pédiatrique voulait contrôler la réalité des dires de son adjoint. La rate sera retirée et l'artère qui saignait ligaturée. Mais trop tard.

En milieu d'après-midi, le 22 septembre, Maxime est ramené en réanimation médico-chirurgicale pédiatrique spécialisée dans un état proche du coma dépassé. Le décès ne sera officiellement constaté que le lendemain vers minuit.

À la suite d'une plainte déposée par les parents du jeune homme, trois groupes d'experts vont dénoncer la succession de fautes graves. Les termes utilisés dans les trois expertises sont exceptionnellement sévères vis-à-vis du chirurgien.

Dans la première expertise (21 avril 2009), il est écrit que : « Le docteur Moog est directement responsable du décès du jeune Maxime Walter. »

La seconde expertise (12 novembre 2010) affirme : « Le décès de Maxime Walter résulte exclusivement de fautes médicales de nature à engager la responsabilité des hôpitaux universitaires de Strasbourg. »

Enfin, la troisième expertise (11 mai 2011) précise : « La prise en charge inappropriée, et la perte de chance qui en a résulté, est essentiellement imputable au docteur Moog, chirurgien senior à qui appartenait notamment la décision d'opérer. »

Les expertises réfutent toutes les argumentations du docteur Moog qui portent sur des points de détail concernant l'âge de Maxime Walter, l'heure de son arrivée à l'hôpital de Hautepierre, le nombre exact et la nature des produits transfusés. Ce geste était indispensable quel que soit l'âge de Maxime Walter, quelle que soit l'heure d'arrivée du chirurgien, et quel que soit le volume des transfusions au moment de son arrivée.

Maxime avait 90 à 95 % de chances de guérison si le chirurgien avait pris les bonnes décisions ; il avait 100 % de risque de décès s'il n'était pas opéré.

Ce qui ressort des conclusions des experts est donc qu'en rentrant chez lui le docteur Moog condamnait Maxime à mourir[1].

Par la suite, les difficultés des parents pour avoir accès au dossier et les manipulations de l'administration font partie d'un roman policier glauque et « irréaliste ».

La juge d'instruction, qui a commencé à travailler avec une grande rigueur et qui avait suspendu le chirurgien de ses fonctions sera promue et mutée. Sans que ça interpelle qui que ce soit, c'est la belle-fille du patron de la chirurgie de Hautepierre qui sera ensuite en charge du dossier !

Premier acte de cette juge : elle lève l'interdiction d'exercer du chirurgien à la demande de la direction du CHU.

Des pièces à conviction disparaissent, dont la rate, incinérée deux semaines après l'autopsie alors qu'une plainte était en cours.

Heureusement, il reste le dossier radiologique. Mais les parents et leur avocat n'obtiendront jamais les clichés.

Encore un hasard : la nouvelle juge d'instruction demande aux enquêteurs de récupérer un double des images

1. Il convient toutefois d'ajouter qu'à ce stade et dans l'attente que cette affaire soit définitivement jugée, ce chirurgien reste présumé innocent.

radiologiques archivées au CHU. Mais elle précise que les CD d'imagerie doivent être obtenus avec l'accord des radiologues et elle interdit de pratiquer une perquisition !

*

Dans ce drame, la direction de l'hôpital a joué un rôle trouble, non seulement en soutenant mordicus ce chirurgien, mais aussi en laissant se propager des ragots pour accabler les parents : le jeune était un cycliste de bon niveau et on a laissé entendre qu'il avait été dopé à mort et que c'était à cause des produits dopants qu'il était atteint d'une maladie de la rate qui avait saigné de façon spontanée, sans que le traumatisme ait joué un rôle.

C'était moins accablant que de dire que le chirurgien ne s'était pas déplacé et avait laissé mourir un gamin !

Comme dans tous les cas dont je me suis occupé, les restrictions budgétaires et les économies ne sont qu'une excuse.

Si Maxime Walter avait été correctement pris en charge rapidement par un chirurgien compétent, ce jeune homme serait vivant. Pardon de parler chiffres : une intervention normale aurait coûté 300 euros ; avec tout ce qu'il a subi, pour rien, ça a coûté à la collectivité plus 35 000 euros.

Mais de tout cela, il ne faut pas parler… et si possible me faire taire !

Dès septembre 2013, je suis convoqué par le conseil départemental de l'Ordre des médecins. Le président me met en garde : « Attention au procès en diffamation ! ». Je me lève et quitte la salle en lançant : « Des promesses, toujours des promesses… »

Moi, je n'attends que ça, un procès public au cours duquel je vais pouvoir révéler tout ce que je sais, tout ce que j'ai vécu et subi, tout ce que les citoyens, possibles patients qui passeront par l'hôpital un jour, ignorent.

Fin 2013, mon avocat me dit : « Vous êtes foutu, chacun va vouloir se préserver et ceux qui sont à vos côtés aujourd'hui vous lâcheront un jour. La presse ne vous sauvera pas mais si vous attendez d'être viré pour parler, vous ne serez plus crédible parce qu'on dira que vous avez voulu vous venger. »

Ma décision est prise : je contacte le site d'information Mediapart en janvier 2014. La journaliste qui recueille mon témoignage contacte Hautepierre ; l'alerte est déclenchée. Une réunion est organisée en hâte avant la parution de l'article avec le directeur général, le patron de la Commission médicale d'établissement, le doyen et le patron de neurochirurgie.

Le président de la Commission médicale d'établissement ne s'embarrasse pas de circonvolutions :

— Si tout ceci s'arrête, si toutes ces rumeurs sur les retards dans les IRM cessent, si tu bloques l'article de Mediapart, tes ennuis cesseront aussi…

— Pour que tout ceci s'arrête, lui ai-je répondu, c'est très simple… que ces dysfonctionnements graves ne surviennent plus à Hautepierre. Si ça continue et qu'on me demande de me taire, c'est impossible !

Non, je ne pouvais pas laisser d'autres parler à ma place et peu m'importent les pressions, la mise en quarantaine.

Après la parution de l'article de Mediapart, les pressions sur mes collaborateurs sont de plus en plus fortes, et la première mesure de rétorsion sera de retirer mon nom de l'organigramme à l'entrée de l'hôpital.

Un collègue très « politiquement correct » m'a dit un jour à propos de mon soutien à Alexandra : « Qu'es-tu allé faire dans cette galère pour cette jeune Arabe ? »

Je lui ai répondu : « Si un jour je te revois manifester dans les rues de Strasbourg contre le racisme, je traverse la rue et je viens te foutre mon poing dans la gueule ! »

Après une conférence de presse en avril 2014 consacrée à l'affaire Maxime Walter et à l'affaire Alexandra, je suis convoqué une première fois chez un juge d'instruction pour diffamation.

En juin 2014, avoir raconté à un journaliste la tragique histoire du neurochirurgien me vaudra une deuxième plainte en diffamation.

Je me souviens du dialogue furtif que j'ai eu avec le juge qui m'a mis en examen : « Professeur, si ce que vous dites était vrai, vous auriez tous les médecins de l'hôpital derrière vous pour vous soutenir… » Je comprends ce magistrat.

C'est une fiction pour ceux qui entendent ces histoires dramatiques. Et pourtant, c'est ce qu'il s'est passé à Hautepierre.

*

Le premier procès a lieu en juin 2015. Je n'ai pas le temps de dire un mot, car le procureur demande son report pour éventuel vice de forme. Trois mois plus tard, les deux plaintes seront jugées irrecevables.

Comme il n'y a pas eu de procès, je n'ai pas pu démontrer face à la justice que je disais vrai et la direction de l'hôpital affirme que je n'ai pas gagné devant le tribunal. Les fautes commises n'ont jamais été reconnues. La réputation de Hautepierre et celle du directeur général n'ont pas été mises en cause.

À partir de septembre 2015, je suis mis au placard, et en septembre 2016, je suis définitivement viré.

Je n'oublierai pas ce 1er septembre 2016. Je me présente comme tous les jours face au parking du CHU. Un des gardiens s'approche :

« Professeur, vous ne pouvez pas rentrer, votre carte d'accès a été désactivée, vous ne faites plus partie du personnel… »

Au-delà de la violence de la méthode pour me nuire, j'ai senti à partir de ce jour que ma vie à l'hôpital serait un enfer. Je me suis garé plus loin et j'ai senti dès mes premiers pas dans le hall de l'hôpital un climat délétère, comme si chacun avait reçu la consigne d'éviter l'ennemi, l'homme respecté hier, infréquentable aujourd'hui ; celui qui veut ruiner la réputation de l'hôpital.

Isolé, rejeté, je n'avais jamais connu ça. C'était un désaveu douloureux pour moi, comme si la direction de l'hôpital, qui dirige la cabale, voulait effacer trente années de carrière, trois décennies de passion de soigner, tout simplement parce que je dénonce des dysfonctionnements graves.

Cette situation m'a été d'autant plus pénible que j'ai eu l'impression que tous mes combats ont été des échecs : les difficultés d'accès aux IRM ont persisté.

Mon offensive que je pensais légitime à propos des dysfonctionnements au sein des urgences radiologiques va me faire comprendre le sens de la formule populaire « pisser dans un violon ». En effet, rien n'a vraiment changé par la suite dans ce service.

Toujours en 2015, un rapport de la Cour régionale des comptes montre qu'au CHU de Strasbourg, les patients privés bloquent l'accès des patients urgents aux IRM. La direction ne répondra jamais à ce rapport.

Un premier procès du chirurgien de Maxime, le docteur Raphaël Moog, a lieu en avril 2015. Malgré la sévérité des expertises, et malgré l'apparente fermeté du réquisitoire, il n'est condamné qu'à 12 mois de prison avec sursis, sans suspension professionnelle. Les attendus sont très sévères pour ce médecin, pas la sanction. Le procureur lui-même fait appel.

Dix-sept mois plus tard, le procès en appel se déroule de la même façon, pour aboutir à 15 mois de prison avec sursis, sans suspension[1].

Le conseil départemental de l'ordre des médecins de Strasbourg, qui a toujours soutenu le chirurgien et la direction, écrira que « tout s'est déroulé dans les règles de l'art à l'hôpital ».

La famille ne se décourage pas, fait appel du jugement et demande au conseil de l'ordre national de dépayser le dossier.

L'affaire passe donc entre les mains des experts du conseil de l'ordre de Bourgogne à Dijon. Les conclusions de cette nouvelle enquête sont accablantes pour le chirurgien, considéré comme responsable de la mort du jeune Maxime Walter. Le patricien est condamné à trois ans d'interdiction d'exercer, dont deux années avec sursis[2], mais fera aussitôt appel.

Humiliation supplémentaire pour lui : le Conseil exige qu'il suive « une formation en matière de traumatismes de rate » avant de reprendre une activité.

---

1. Le 23 avril 2015, le docteur Raphaël Moog est condamné par le Tribunal correctionnel de Strasbourg à 12 mois de prison avec sursis pour homicide involontaire. Le 14 septembre 2016, la Cour d'appel de Colmar le condamne à 15 mois avec sursis. Le médecin ne s'est pas pourvu en cassation.

2. Le 22 septembre 2017, la chambre disciplinaire du conseil de l'ordre des médecins de Bourgogne prononçait à l'encontre du Dr Moog la sanction disciplinaire suivante : l'interdiction d'exercer la médecine pendant une durée de trois ans assortie d'un sursis de deux ans, la partie ferme de la sanction devant prendre effet du 1er décembre 2017 au 31 novembre 2018. Le docteur Moog a aussitôt fait appel. Appel qui est suspensif de la sanction.

Et aujourd'hui, parce qu'il a fait appel du jugement qui le condamne, le chirurgien est toujours en activité à Hautepierre. Un hôpital qui couvre l'incompétence. Effarant !

Ma colère n'est pas retombée. Quinze jours à peine après le procès en appel de Colmar, ce même chirurgien rate une opération de l'appendicite sur une fillette de 7 ans.

Après plusieurs interventions, de plus en plus lourdes, et générant de plus en plus de complications, alors que la petite fille agonise, le ventre rempli de pus et de matières fécales qui compressent tous ses organes, il livre un diagnostic fantaisiste à la famille : la petite est atteinte d'une maladie chronique qui la condamne.

Elle sera sauvée in extremis après intervention d'un autre médecin, compétent celui-ci !

*

Pendant des mois je me suis demandé si j'étais fou, comme la rumeur le laissait entendre.

« Il a été interné trois ans en hôpital psychiatrique », disait-on à qui voulait l'entendre, oubliant de préciser que c'est en tant que médecin que j'allais intervenir à l'hôpital de Rouffach !

Mes amis m'accablent : « Pourquoi t'es-tu mêlé de cette affaire Walter ? Ce n'est pas ta spécialité. Là, ils ne vont pas te rater… »

Certains de mes proches hurlent avec la meute et pour moi, c'est devenu insupportable. J'ai été viré, ma carrière est brisée.

Rester n'a plus aucun sens, à quoi bon continuer de vivre. Je ne dors plus, je n'ai envie de rien, je me réfugie chez moi, je ne sors plus, ma dépression est profonde.

Ma femme et mes enfants me voient décliner et s'inquiètent, je le vois bien.

En réalité, c'est le conseil de l'ordre des médecins de Bourgogne qui va me ramener à la vie. Dans ses attendus, il reprend parfois mot pour mot les termes de mon rapport initial.

Quand on m'a dit que je me trompais, que je mentais, que je me mêlais de ce qui ne me regardait pas, je me suis retrouvé comme le cerf, acculé à la fin d'une chasse à courre.

Avant que sonne l'hallali, l'alternative est simple : soit l'animal traqué accepte la mort, soit il fonce dans le tas.

Je n'ai pas choisi la mort.

Il était impossible pour moi d'envisager de préserver ma carrière en laissant tomber ces familles qui avaient perdu un des leurs dans des conditions insupportables à l'hôpital.

D'autres ont vu aussi, mais se sont barricadés dans le déni.

Ils m'ont qualifié de pestiféré, celui que l'on évite dans les couloirs, avec lequel il ne faut pas échanger sous peine d'être sanctionné. J'ai très mal vécu cette période de rejet, d'isolement, d'autant plus que c'était particulièrement injuste. Il y a même des pétitions contre moi qui ont circulé dans l'hôpital. Des amis proches les ont signées. Le seul radiologue qui a refusé n'est plus à Hautepierre…

La direction, quant à elle, fait tous les jours la démonstration de son incapacité à faire vivre un CHU : aligner des chiffres, mettre la pression sur les personnels pour un meilleur rendement, imposer des économies à tous les étages et le silence dans les rangs, considérer le patient comme un client qui doit consommer du soin comme un produit banal, tout ceci est en train de tuer l'hôpital public.

Mais avant la mort de l'hôpital, c'est celle des personnels qui menace de s'étendre. Mort professionnelle pour certains, quand d'autres ont choisi de ne plus vivre, tout simplement, pour ne plus souffrir.

Quant à ceux qui restent, ils vont tellement mal qu'ils font courir un risque énorme à leurs patients.

Aujourd'hui, je n'ai gardé que quelques heures de cours. C'est très particulier pour moi, puisque je n'exerce plus à l'hôpital. Mais je tiens à ce que mes étudiants sachent que je ne suis pas le parano un brin sénile qu'on leur avait décrit.

Certes, si j'avais mesuré les conséquences que ça allait entraîner, je ne me serais peut-être pas engagé dans ce combat. Une fois lancé, je ne pouvais pas arrêter, ce n'était pas possible.

Quand mes ennuis ont commencé, un cousin, général dans l'armée, est venu à Strasbourg et je lui ai dit : « Je ne sais pas pourquoi je me suis lancé comme ça… ». La réponse avait fusé : « Parce que tu es un Marescaux ! Tu n'as aucun mérite, tu es comme ton père… »

Si j'avais mesuré l'impact et, en particulier, l'épuisement de ma famille, j'aurais réfléchi à deux fois. Mais je ne pouvais pas laisser passer le fait que des gens pouvaient mourir pour rien, parce qu'on les soignait mal, parce qu'ils étaient mal pris en charge. Je n'ai jamais pensé que mon action serait prise pour une agression.

Oui, mon père n'aurait pas été mécontent de ma façon de camper sur mes positions.

Et peut-être aurait-il été fier de moi.

Chapitre 3

Le mort de trop

Le CHU de Grenoble au bord de l'implosion

Le 2 novembre 2017, près de deux ans après le suicide de Jean-Louis Mégnien, un neurochirurgien, de dix-huit ans son cadet, Laurent Selek, a mis fin à ses jours dans les locaux du CHU de Grenoble.

La mort soudaine de ce brillant médecin de 36 ans à peine a surpris ses amis, ses collègues et provoqué un séisme, libérant la parole de celles et ceux qui jusqu'ici, se taisaient.

L'omerta ainsi brisée, on découvre ce que l'on a longtemps caché au sein de cet hôpital dans lequel travaillent 8 000 personnes : une gouvernance toxique, des personnels en souffrance, des démissions en nombre ; l'échec total d'une stratégie exclusivement financière. Le CHU de Grenoble est hélas emblématique de ce qu'est devenu l'hôpital public en France.

« Il a opéré mon fils, il a fait un miracle, c'est un ange et qu'il repose en paix. »

« Docteur Selek, depuis la première fois que nous vous avons rencontré, nous savions que tout se passerait bien pour notre fils et aujourd'hui, grâce à vous, il va parfaitement bien, nous pensons même que ce sera un génie après avoir mis vos mains dans son cerveau et votre signature sur son crâne. Vous étiez un grand homme, de l'humanité et de la médecine, vous étiez un homme solaire et vous nous avez fait beaucoup de bien. »

« C'est avec une grande tristesse que je viens d'apprendre le décès d'un très grand homme qui a sauvé ma petite fille d'une maladie rare. C'était un médecin étonnant, brillant et à l'écoute. Il restera à jamais dans notre cœur. »

« Il nous a rendu la vie et voilà qu'il est parti. Nous nous souviendrons toujours de sa grande tolérance et de sa grande humanité qui ont contribué à notre guérison. Nous avons perdu un grand médecin. »

« Il y a des gens que l'on voit peu mais dont on se souvient toute sa vie. Tu as opéré notre fils, il y a deux ans, et au-delà de l'opération qui l'a sauvé, tu as fait preuve d'une extrême gentillesse, d'une grande humanité, d'une grande disponibilité dans ces heures difficiles pour lui et pour nous. »

« Un excellent professeur. Il a marqué à jamais mon enseignement. Merci, monsieur Selek. »

Ces mots très forts sont tirés du livre de condoléances publié après le suicide de ce jeune neurochirurgien pédiatrique, dont la mort a bouleversé à la fois ses patients et ses collègues du CHU de Grenoble.

Laurent Selek avait 36 ans. Le 2 novembre 2017, son corps a été retrouvé dans son bureau de l'hôpital ; il s'était injecté une dose d'insuline et de curare.

Ces quelques phrases tellement élogieuses résument parfaitement sa personnalité hors du commun : passionné, perfectionniste, bienveillant.

« Un médecin qui ne disait jamais non, ne se plaignait jamais, jamais dans l'agressivité ou la délation, avec un profond respect pour tous ses collègues », précise un médecin du CHU.

Les internes ou externes dont il avait la charge universitaire étaient en admiration devant lui. Lorsqu'on écoute les nombreux témoins que nous avons sollicités, c'est le portrait d'un médecin extrêmement talentueux et d'un homme exceptionnel qui se dessine.

Et donc cette mort inattendue est un gâchis immense aux yeux de ses collègues et plus encore sans doute de ses patients.

Lors d'une réunion du CHSCT de l'hôpital, immédiatement après la mort de Laurent Selek, chacun s'est senti un peu coupable de n'avoir rien perçu de son désarroi : « Le drame, c'est que Laurent ne laissait rien paraître de son ressenti. Certains l'avaient trouvé un peu fatigué, triste et amaigri mais mettaient ça sur le compte de son engagement permanent au service de ses patients… »

Comme beaucoup, Laurent Selek mesurait le fossé qui sépare les ambitions d'un chirurgien, opérer dans les meilleures conditions des petits patients dont les parents lui ont confié la vie, et la satisfaction de ses ambitions.

Les blocs opératoires étaient devenus stratégiques pour le CHU et Laurent Selek en était un des fers de lance. S'il continuait son travail, imperturbable, il s'inquiétait depuis quelque temps des dysfonctionnements au sein des blocs opératoires : « Il était actif sur deux plateaux de chirurgie, pour l'enfant et pour l'adulte, raconte son confrère. Et il n'y avait aucune coordination entre les deux entités. La guerre faisait rage entre anesthésistes des deux plateaux. Tout était compliqué avec des horaires extensibles. » Très pointu sur le plan scientifique, soucieux de la qualité de prise en charge de ses patients, Laurent Selek était aussi très secret : « Au-delà de sa discrétion naturelle, même si on a senti qu'il n'était pas bien depuis quelque temps, dans la mesure où on est tous en souffrance chronique, on n'a pas assez fait attention à lui qui était au bord du gouffre.

Pourquoi n'ai-je pas parlé avec lui tel jour, pourquoi n'ai-je pas pris un café comme on le faisait avant ? »

Un autre membre de l'unité Couple-enfant traduit bien le sentiment partagé par la plupart des collègues de Laurent Selek : « On oscille entre désespoir et colère. Laurent nous manque alors que l'on sent sa présence tous les jours par ses patients, par ses mails. »

*

Pour comprendre par quel chemin de souffrance cachée est passé Laurent Selek, il faut écouter sa mère, Martine.

Prise dans un engrenage douloureux, la perte de son fils en novembre 2017, celle de son père en janvier 2018 et la lente agonie de sa mère, Martine Selek affiche une force et une lucidité étonnantes : « Moi-même, je n'imaginais pas que Laurent irait jusqu'à se donner la mort, lui qui se consacrait à sauver des vies. C'est vrai pourtant que quinze jours avant son suicide, il m'avait dit : "Ma vie ne m'intéresse plus." Je n'avais pas posé de question, je n'en posais jamais s'il ne voulait pas parler. Laurent pouvait être un mur, un mur de silence. Il s'apprêtait à divorcer, mais la séparation d'avec sa femme se passait normalement, il l'appelait tous les jours. Ce qui m'a étonnée, mais je respectais ses choix, c'est qu'à quelques semaines de son examen pour l'agrégation d'anatomie, il m'annonce qu'il renonce à se présenter[1]. Il l'avait dit au doyen de la Faculté de médecine et au président de la Commission médicale d'établissement du CHU… »

Infirmière à la retraite, Martine Selek connaît bien l'hôpital public. Avec son mari, décédé en 2006, elle y a fait toute sa carrière. Mais elle a découvert après la mort de son fils à quel

1. Selon un proche du dossier, il s'agit d'une décision absolument rarissime qui aurait dû alerter ses supérieurs.

point il était aimé de ses patients, admiré de ses collègues de neurochirurgie comme de l'ensemble de la pédiatrie.

Elle a une idée très précise de ce qu'il s'est passé, de comment son fils, qu'elle connaissait mieux que quiconque, a décidé de mourir : « Je n'en veux pas aux gens de son service de neurochirurgie, j'en veux à l'administration du CHU. »

« Personne ne vous le dira comme ça, moi je vous le dis : Laurent rapportait beaucoup d'argent à l'hôpital, c'était un chirurgien rentable comme on dit… des familles venaient parfois de très loin pour que Laurent opère leur enfant. Il donnait au CHU une image d'excellence. Et comme il était passionné, il ne comptait pas ses heures, il en rajoutait même alors que d'autres auraient levé le pied. Lui n'a pas été harcelé comme certains autres dans l'hôpital… ce n'était pas la peine de le pousser à travailler plus. Et ça, la direction, les gestionnaires du CHU l'avaient parfaitement compris. Ils faisaient leurs calculs et voyaient bien que mon fils était une bénédiction pour l'hôpital. Et ils n'ont rien fait pour le préserver… »

L'analyse d'une mère en deuil rejoint celle du psychiatre Christophe Dejours, spécialiste de la souffrance au travail, auquel nous avons soumis ce cas :

« Ce médecin était en épuisement professionnel, en *burn-out*, et personne ne s'en est aperçu. Lui-même ne s'est pas rendu compte qu'en accumulant les heures, le nombre d'interventions et de présence à l'hôpital, il prenait peu à peu des risques.

Et c'est en ce sens que la direction du CHU porte une responsabilité dans sa mort. Si lui ne s'est pas aperçu qu'il s'enfonçait, les cadres de l'établissement auraient dû le détecter. C'était leur devoir. Un management responsable aurait tout fait pour protéger ce médecin, en lui imposant par exemple d'en faire moins. Il était devenu un danger pour lui-même. Les managers ne sont pas obligés de ne manier que la schlague pour imposer leurs vues, ils doivent aussi préserver leurs subordonnés. Vous me dites aussi qu'il a abandonné l'idée de se présenter à l'agrégation quelques jours avant l'examen. Ça aussi, c'était un signe que cet homme allait mal. La hiérarchie n'a rien fait pour le sortir de cet engrenage vers la mort. Selon moi, sa responsabilité est clairement engagée. »

Le management, le mot est lâché !

À Grenoble, tout le monde en souffrait mais personne n'en parlait.

Jusqu'à ce que Laurent Selek ne se donne la mort au cœur même du CHU, comme un message de désespoir.

Cette mort a libéré la parole, même si elle reste bridée par le climat de peur de représailles qui perdure dans cet hôpital.

*

Laurent Selek opérait essentiellement des enfants et c'est donc de l'équipe de pédiatrie que sont venues les premières révélations : « N'y avait-il pas dans cet acte ultime de Laurent une démarche militante, une volonté de provoquer un électrochoc, d'affirmer son refus d'aller, contraint, vers un exercice médical tellement loin de son art, tellement loin de ce qu'il voulait transmettre à ses étudiants ? »

Pour ces médecins engagés, la dégradation de leurs conditions d'exercice et de la prise en charge des malades est arrivée à son paroxysme voici deux ans.

En 2009, le CHU crée un nouvel hôpital « Mère-enfant » complété en 2011 par une structure « Couple-enfant ». Le but est de réunir tous les acteurs de la filière pédiatrique. L'enthousiasme des débuts fait rapidement place à de l'amertume. À l'évidence, la direction ne se donne pas les moyens de développer vraiment ce secteur de la pédiatrie : « Tous les jours, on reçoit des fichiers Excel accompagnés de la même ritournelle : “Vous n'êtes pas suffisamment rentables.” Mais la mort de

Laurent nous a permis de découvrir que la neurochirurgie “adultes” était aussi en souffrance. Avec en fond de tableau une compétition malsaine entre les pôles d'activité parce qu'il y a des moyens en plus pour le plus performant. Et quand il y avait un travail d'équipe autrefois, on se retrouve avec des unités cloisonnées… les secrétaires, les paramédicaux et les médecins sont gérés par des directions différentes et n'échangent plus du tout. »

Un médecin de la Haute Autorité de Santé (HAS) a dit que « le diable se cache dans les cloisons ». Il a raison. « Au CHU, on est isolé, englué dans des tâches administratives qui mangent tout notre temps… »

La seule ambition de la direction du CHU semble être de conserver l'agrément de la HAS. Pour cela, elle affiche tous les critères de qualité du soin ; une image loin de la réalité si l'on en croit les acteurs de terrain :

« Pour nos dirigeants, le patient est devenu un client. C'est vraiment le discours qui nous est tenu :

— Ah, vous affichez moins de cancers valorisants ce mois-ci…

— C'est plutôt satisfaisant, ça démontre qu'on a mieux pris en charge nos patients…

— Oui, mais c'est moins valorisant pour l'hôpital ! »

Les récits des soignants, qui tous préfèrent rester anonymes par crainte de représailles, sont convergents dès que l'on évoque les réunions, très nombreuses et elles aussi chronophages : « On retrouve autour de la table des directeurs de pôle, des contrôleurs de gestion, des cadres, des techniciens d'information médicale et on parle profit, rentabilité, actes oubliés qui représentent un manque à gagner pour le CHU. On ne parle quasiment pas de médecine, de pratique médicale. »

Les pédiatres sont de plus en plus confrontés à des maladies chroniques chez l'enfant. Un enfant que l'on doit donc accompagner, avec lequel on doit dialoguer. Lui expliquer par exemple qu'il ne peut pas arrêter son traitement alors qu'il ne le supporte plus : « Tout ceci prend du temps, que l'on doit à notre patient. Mais ça aussi, on nous le reproche… pour nos contrôleurs de gestion, on passe trop de temps avec lui.

« Et ça aboutit invariablement à cette remarque blessante : "Vous faites mal votre travail." »

Les médecins sont sans cesse sous contrôle et pas seulement par des hommes ou des femmes. L'informatique est aussi inquisitoriale : « On va par exemple consulter sur nos ordinateurs les résultats d'un patient qui est en secteur ambulatoire, raconte un autre médecin… Eh bien, c'est un ordinateur qui va vous dire : "Attention, vous êtes dans une ligne qui n'est pas la vôtre", vos accès seront tracés. Plus loin, le même logiciel vous dit : "Êtes-vous sûr que vous accomplissez le bon geste, est-ce la bonne dose ?" Ces logiciels semblent programmés pour détecter les mauvais élèves que nous serions. Comment voulez-vous que notre confiance ne soit pas entamée ? »

Selon ces acteurs de terrain, le constat est accablant. Ils listent le fonctionnement dégradé, le matériel inadéquat, le glissement des tâches médicales vers l'administratif, des réunions institutionnelles régulières, sortes de tribunaux qui distribuent bonnes notes, rares, et jugements négatifs, fréquents : « Si dans un premier temps, les patients et leur famille ne se sont aperçus de rien, c'est parce que tous, le pédiatre, le chirurgien jusqu'au réanimateur en passant par l'anesthésiste, ont donné de leur temps, de leur énergie, de leur envie de faire bien. On a été soutenu un temps par une directrice de pôle qui avait compris l'enjeu, elle a été remerciée et a quitté le CHU. »

Jusqu'au drame que représente la mort de Laurent Selek, ces problèmes de gouvernance toxique ne transpiraient pas des murs de l'hôpital. La violence de cette mort semble avoir réveillé des soignants qui ne veulent plus se taire :

« Pour s'en sortir à Grenoble, soit on s'en va, on quitte l'hôpital public, soit on devient un harceleur pour ses pairs et pour les juniors en formation, soit on craque, on file tout droit vers le burn-out avec le suicide au bout du chemin. Ce sont les profils que l'on retrouve au CHU aujourd'hui. »

Les contraintes imposées aux soignants redescendent jusqu'au plus bas de la chaîne hiérarchique ; à chaque échelon son lot de souffrances : « Qui ne vient pas travailler la boule au ventre dans cet hôpital ? Qui n'a jamais pleuré à l'abri des regards dans son bureau ? Combien se sont éloignés quelque temps et ont constaté que rien n'avait changé à leur retour ? »

Lors d'une réunion de la Commission médicale d'établissement après le suicide de Laurent Selek, les soignants de l'hôpital Couple-enfant sont effarés d'entendre le désarroi de membres d'autres services : « On n'imaginait pas la détresse des biologistes ou des pharmaciens. Ils ne sont pas au contact des patients et pourtant la pression est permanente aussi sur ces personnels. Une amie pharmacienne m'a avoué ne rien comprendre aux objectifs fixés par les gestionnaires, hors de son champ de compétence… »

*

Le désarroi est tel dans le CHU qu'aujourd'hui, ce sont les patients ou leur famille qui se mobilisent pour venir en aide aux soignants en difficulté.

Le service de pédiatrie a ainsi reçu des courriers de soutien dont le message pourrait se résumer ainsi : « Si vous allez mal, dites-le-nous, nous serons là pour vous aider. »

Le monde à l'envers !

Une démarche qui en dit long sur la crise profonde que traverse l'hôpital alpin.

Les familles de patients découvrent tous les jours de nouveaux détails sur les pressions insupportables que subissent leurs médecins d'abord et tout le personnel soignant ensuite. Et si ces patients ignoraient jusqu'ici les dysfonctionnements graves au sein du CHU, c'est en raison de l'engagement quotidien de ces personnels qui a réussi à en masquer les dérives.

Le CHU de Grenoble est emblématique de ce qu'est un hôpital public aujourd'hui : une entreprise productrice de soins, avec pléthore de directeurs ; la direction générale, la direction des pôles, celle de la qualité, de la performance, des relations internationales, de la communication, des usagers.

Un ancien chef de service à la retraite s'étonne de cette multiplication de directions avec une pointe d'ironie : « Il faudrait discuter en CME des compétences de ces directeurs. Il n'y a aucune raison pour que des médecins soient évalués par l'administration et que les administratifs ne le soient pas par des médecins. Les médecins sont tous intellectuellement aptes à comprendre les aspects économiques de leur activité. Vouloir les exclure de la gestion est malveillant et contre-productif… »

Des cloisons étanches semblent séparer ces entités, ce qui ne facilite pas la communication. Les médecins en sont conscients : « C'est sans doute pour cela que notre directrice, Jacqueline Hubert, n'a pas senti que l'établissement qu'elle dirige est au bord de l'implosion. »

Certains médecins qui ont exercé au CHU de Grenoble ont senti le vent tourner dès 2010. Un chirurgien qui a démissionné en 2014 pour aller dans le privé déplore que l'hôpital ait à ce point changé, pour devenir une usine, même s'il estime que « l'ancien régime » avait aussi ses travers : « Cette organisation accentuant une pression financière sur les personnels s'est heurtée à celle, plus ancienne, des mandarins, ces médecins tout-puissants qui ne prenaient pas en compte les exigences du terrain. Et les conflits se sont multipliés jusqu'à ce que l'organisation en pâtisse. »

Ce chirurgien a porté plainte pour harcèlement en janvier 2017.

Il est considéré par ses anciens collègues du CHU comme un lanceur d'alerte.

Mais jusqu'ici, rares étaient ceux qui dénonçaient ouvertement la maltraitance, des stratégies thérapeutiques aberrantes, et une politique du chiffre désastreuse.

Un ancien professeur qui a passé quarante ans dans le CHU de Grenoble a écrit à l'équipe pédiatrie de l'hôpital Couple-enfant ; il regrette aujourd'hui de n'avoir pas réagi : « Je me suis reproché et me reproche encore de ne pas avoir été assez vigilant, ni assez engagé dans le refus d'un système qui a conduit aux difficultés actuelles pour les médecins et tous les soignants. Nous avons en effet une part de responsabilité dans tout cela car nous n'avons pas su, individuellement et collectivement, nous les médecins, contenir les effets d'une vision trop économique et administrative de nos activités au CHU [...] Il est clair que l'administration ne doit plus pouvoir s'appuyer sur la maxime "diviser pour régner". »

*

Si certains médecins ont quitté le CHU pour se préserver, d'autres sont restés jusqu'au bout, jusqu'au burn-out. C'est le cas de deux praticiens hospitaliers en endocrinologie et diabétologie pédiatrique. Simultanément, ces deux médecins ont cessé le travail pour « souffrance professionnelle ».

Deux spécialistes engagées depuis des années aux côtés d'enfants diabétiques de plus en plus nombreux au fil du temps. Les familles se retrouvent donc sans médecin référent au CHU avec des enfants dont le suivi régulier est essentiel.

Dans un courrier adressé à la direction du CHU de Grenoble, l'Association des jeunes diabétiques de l'Isère démontre qu'elle est parfaitement consciente de ce qui se passe dans l'hôpital. Quand elle évoque l'arrêt de travail des deux endocrinologues pédiatriques, l'association rappelle un manque d'effectif flagrant quand le nombre d'enfants diabétiques a plus que quadruplé en quinze ans ; elle souligne aussi le manque de reconnaissance par la direction de l'hôpital pour ces soignants dévoués : « Les familles sont accompagnées et soutenues avec beaucoup de bienveillance. Le temps consacré aux familles pendant les consultations et les réponses par mail aux inquiétudes est précieux. Les familles le savent, le reconnaissent et le disent. »

Les deux endocrinologues pédiatriques ont tenu à expliquer aux familles leur retrait pour raison de santé : « À ce jour, très fatiguées physiquement et ayant subi ces derniers mois une pression énorme, nous ne pouvons plus supporter cette maltraitance institutionnelle et ce mépris de notre souffrance au travail qui nous fait venir au CHU avec angoisse et en repartir affectées… »

Et de fait, le quotidien de ces deux spécialistes est un mélange de culpabilisation, de pression pour faire « plus vite et mieux », et de dialogue avorté.

Leur témoignage est édifiant à propos des agressions qu'elles subissent, notamment lors des bilans d'activité chaque année :

— Savez-vous, docteurs, combien votre activité a fait perdre d'argent au pôle cette année ? Il n'y a quasiment pas eu d'hospitalisation de vos diabétiques aux urgences et en réanimation pour acidocétose ou hypoglycémie sévère !

— Pour nous soignants, c'est une excellente nouvelle, les enfants que nous prenons en charge et leurs parents sont bien éduqués, nous sommes en lien direct par mail ou téléphone pour les guider et ils ne subissent plus de complications aiguës de leur diabète.

— C'est un vrai problème, répondent les gestionnaires, il faut, docteurs, compenser cette perte d'activité !

Mais les pressions ne se limitent pas aux bilans annuels ; très régulièrement, les deux médecins sont interpellées par l'administration : « Des consultations de diabétologie de 45 minutes, ce n'est pas rentable ! Il faut faire des consultations plus rapides ou plus souvent ou bien faire venir les patients en hôpital de jour en rajoutant des examens complémentaires. » Une logique financière poussée à l'extrême, donc. Quelques jours avant leur arrêt de travail, elles recevront un dernier camouflet : « Comment cela, vous répondez tous les jours à des dizaines de mails des patients pour adapter les traitements ? Il ne faut pas le faire, ce n'est pas valorisé ! »

Aujourd'hui, les deux endocrinologues sont provisoirement au repos et leurs patients sont privés de médecins compétents et très engagés à leurs côtés [1].

*

Le cas de ce grand malade qu'est devenu le CHU de Grenoble prend une ampleur nationale le 19 décembre 2017 quand un neurologue de l'hôpital, député de l'Isère de la République en marche, Olivier Véran, interpelle à l'Assemblée la ministre de la Santé, Agnès Buzyn, à propos des événements dramatiques que connaît le CHU. Dans sa réponse, la ministre se dit consciente des problèmes de gouvernance et des conséquences sur un personnel soignant en grande souffrance : « Encore aujourd'hui, les praticiens nous font remonter des

1. Le samedi 3 février 2018, une manifestation des familles de jeunes patients de ces deux médecins en arrêt maladie a eu lieu devant l'hôpital Couple-enfant du CHU. Un mouvement de solidarité envers ces deux femmes qui à elles seules suivent 260 enfants depuis des années. Et une remise en cause de la gouvernance de l'hôpital.

difficultés, des tensions, la pédiatrie étant la dernière en date… » Et la ministre d'annoncer que les conclusions du rapport du médiateur national, Édouard Couty, qu'elle a envoyé sur place seront rendues publiques.

Durant trois jours sur place, le médiateur a pu entendre à la fois des soignants, des personnels administratifs et bien entendu la direction de l'hôpital. À mots choisis, le constat fait par cet ancien directeur d'hôpital est accablant pour la direction du CHU : « Outre le profond traumatisme créé dans les équipes concernées, il apparaît que l'événement dramatique survenu le 2 novembre a révélé des défauts dans la gouvernance de l'institution qu'il convient de corriger rapidement. » Édouard Couty, malgré sa prudence habituelle, écrit que les problèmes de harcèlement que l'on pensait limités à la pédiatrie touchent en réalité d'autres services dans le CHU : « Au cours de la mission, d'autres conflits, maltraitance ou cas de souffrance au travail, ont été signalés dans d'autres services du CHU sans que ces situations aient pu être explorées afin de s'assurer de la réalité ou de l'acuité des problèmes. Des praticiens hospitaliers en souffrance dans différents secteurs (neurologie, biologie, pharmacie, service qualité, odontologie, etc.) ont fait état de difficultés de communication, d'absence de considération ou de participation, voire de harcèlement moral sans que cela ait été formellement établi par la mission, faute de temps. »

Pour les soignants de l'hôpital, c'est une satisfaction de lire que le médiateur a lui aussi remarqué « un décalage trop important entre le discours institutionnel et la réalité du terrain ».

Édouard Couty reste dans son rôle de médiateur mais, par petites touches, il dresse un constat accablant pour l'administration du CHU : « Les responsables sont très attachés à la concertation, et déclarent porter une grande attention aux difficultés des services dans un environnement économique et financier très contraint. Il faut cependant constater que les informations passent mal entre le sommet et la base, entre les responsables institutionnels et les services. »

Jacqueline Hubert, la directrice générale du CHU, a refusé de nous recevoir. Dans un entretien accordé à France Bleu Isère le 21 décembre 2017, elle a tenté de se défendre ; elle n'imaginait pas à quel point la communication était difficile dans l'établissement : « Les messages qu'on passe sont souvent travestis », dit-elle.

Indirectement, une ancienne cadre de santé aujourd'hui retraitée lui répond : « Le message était très clair au contraire… On a vu arriver des cadres administratifs chargés d'augmenter le rendement des équipes. Mais il ne faut pas que ce cadre soit trop proche des équipes soignantes, il pourrait comprendre leurs problèmes et ça ralentirait la cadence… d'où l'absence totale de dialogue ! »

Jacqueline Hubert n'a visiblement pas apprécié la fronde des pédiatres : « Quand des pédiatres écrivent que nous sommes une direction qui ne travaille que dans une logique financière et déplorent que les jeunes patients ne seraient pas suffisamment hospitalisés en poussant les soignants à faire des actes inutiles, je ne me reconnais pas dans ce mode de management. Je n'ai jamais tenu ces propos… » Pour la directrice du CHU, il n'y aurait pas de pression économique, simplement « un ressenti de cette pression par les personnels ».

Le président de la Commission médicale d'établissement, dont l'absence dans la résolution des crises a été remarquée, a son avis sur les causes de cette « souffrance » que désormais « il voit tous les jours » : « Ce sont des conflits entre médecins. »

« On pensait cet argument éculé, je vois qu'on nous le ressort », répond une collègue de Laurent Selek.

Ces tentatives de justification de la haute hiérarchie du CHU sont vaines si l'on en croit Édouard Couty. Le désaveu est cinglant pour la direction de l'hôpital quand le médiateur écrit : « Certes, les difficultés budgétaires justifient un management resserré, très attentif à la maîtrise des dépenses et à la production des recettes par une activité soutenue [...] Les réunions de pôle, les dialogues de gestion portent quasi exclusivement sur les résultats financiers et la responsabilisation des équipes au regard de ces résultats. Si les dimensions financières et d'activité sont justifiées et légitimes, il manque une attention particulière aux difficultés et aux souffrances des personnels (médicaux en l'occurrence), il manque un accompagnement et une gestion personnalisée des personnes en grande difficulté, il manque enfin une meilleure articulation entre médecine du travail, CME et direction. »

Ce que dénoncent en interne les personnels depuis des années et désormais hors des murs du CHU, est donc confirmé dans le rapport Couty. Le médiateur évoque un « style du management qui maintient de manière permanente une certaine pression sur les équipes » et préconise qu'on se dirige « vers un management plus orienté sur la confiance, la bientraitance, pour aboutir progressivement à un mode de management plus participatif ». La direction générale et la CME, directement visées, sont enjointes de « dire ce que l'on fait et faire ce que l'on dit ». En somme, éviter de promettre l'impossible et tenir les engagements pris.

La lecture de ce rapport doit être une pénible épreuve pour la direction du CHU qui a promis la mise en place d'une « commission de vie au travail ». Pour Édouard Couty, ça ne suffira pas : « Une sous-commission de la CME et une liste des mesures relatives à la qualité de vie au travail sont insuffisantes et inopérantes si elles ne sont pas accompagnées d'une mise en perspective plus globale basée notamment sur une approche différente des relations entre la gouvernance et les services avec un objectif prioritaire : rétablir la confiance et le respect pour adhérer à un projet et contribuer à le mettre en œuvre. »

Pour nombre de spécialistes du milieu hospitalier, le CHU de Grenoble présente les mêmes symptômes que beaucoup d'autres établissements en France. Ainsi l'intersyndicale « Action praticiens hôpital » (APH) évoque-t-elle cette crise généralisée dans un communiqué rendu public le 15 janvier 2018 : « Au-delà des situations concrètes décrites, les problèmes rencontrés au CHU de Grenoble existent partout ailleurs [...] la souffrance au travail est devenue un lieu commun à l'hôpital public depuis dix ans ! »

Les organisations syndicales sont sensiblement en accord quand elles réclament « un Grenelle de l'hôpital, qui doit démarrer rapidement si on ne veut pas voir d'autres collègues craquer ou d'autres hôpitaux stigmatisés. Avant de conclure : « Au vu de tous les conflits en cours que nous suivons de très près, la situation de l'hôpital public devient de plus en plus explosive... »

Chapitre 4

Le 15 ne répond plus…
ou les urgences sacrifiées

Par le Dr Thibault Liot,
médecin urgentiste en Seine-et-Marne

C'est l'histoire d'une passion brisée. Celle d'un médecin qui depuis son adolescence rêve de porter secours. Thibault Liot va passer treize ans à l'hôpital de Melun en tant que chef de pôle urgences du Samu-Smur[1] *de Seine-et-Marne.*

Son credo : porter secours aux plus fragiles, à celles et ceux dont la vie ne tient qu'à un fil, à un coup de fil, à un diagnostic immédiat, à une décision pour accomplir un geste approprié.

Ces valeurs, cette exigence de qualité du soin, il les portera haut, si haut qu'un jour on l'obligera à partir. En pleine période d'attentats en France – les attaques à Charlie Hebdo *et à l'Hyper Casher début janvier 2015 – il dénonce des dysfonctionnements graves, notamment dans le centre de régulation de l'hôpital où par manque de personnels, des appels de patients restent sans réponse. Il n'y a personne au bout du fil. La direction de l'hôpital ne pardonnera pas à Thibault Liot cette impudence. La violence avec laquelle il sera écarté l'a tellement*

1. Samu-Smur : Service d'aide médicale d'urgence-service mobile d'urgence et de réanimation.

meurtri qu'il a décidé de ne plus travailler dans un hôpital public et de se battre pour que justice passe.

C'était en mai 2015, je me souviens.

Je remonte dans ma voiture garée sur le parking face au centre hospitalier de Melun. J'y travaille depuis plus de douze ans et pourtant je suis contraint de le quitter avec mes affaires dans un carton, sous le bras.

Ma tristesse est profonde, car en m'éloignant de ce lieu où j'ai assouvi ma passion de soigner, de sauver, je sais que je quitte définitivement l'hôpital public.

Mon parcours de vie est intimement lié à mon métier. J'ai choisi la médecine d'urgence à la fin de mes études. Dès l'âge de 14 ans, je suis des formations aux premiers secours, j'apprends les gestes qui sauvent, je veux être utile. Quand j'entreprends mes études de médecine, je sais déjà ce que je veux faire plus tard.

En me poussant dehors, la direction du centre hospitalier de Melun m'empêche non seulement d'exercer mon métier mais elle brise mon rêve et ma vocation : c'est la fin et je vois défiler, comme dans un flashback, cette femme en détresse respiratoire que nous avons sauvée, le soulagement de cette maman après la crise de laryngite de son enfant, la main pâle de ce jeune que je serre dans sa voiture broyée, les larmes de cette dame âgée à qui je viens d'annoncer le décès de son mari après soixante-dix ans de mariage, le regard d'un gamin blessé par arme blanche qui a peur de mourir…

Je revois ces courses folles de nos ambulances avec le silence grandissant à mesure que nous nous approchons du lieu de l'intervention. Je repense à ces partages d'émotions, de joie, après une intervention réussie, et de peine quand nous n'avons rien pu faire lors de ces situations tristes ou malheureuses.

Mais pour moi, c'est fini. Je ne supporte plus de voir un hôpital transformé en usine, où les soignants sont des tâcherons, des machines, où le soin devient un produit qui doit rapporter, le patient un client qui se doit d'être rentable ; un hôpital où l'empathie, le respect, l'attention, l'écoute sont sacrifiés car non « facturables » et donc considérés comme une perte de temps.

*

Je suis un homme de terrain. Les situations de stress peuvent provoquer de la panique, une envie de fuite. Chez moi, ces situations favorisent ma concentration et mes prises de décision. Dès 2002, j'intègre le Samu départemental de Seine-et-Marne.

Deux ans plus tard, on me demande de mettre en place un Cesu, un Centre d'enseignement des soins d'urgence. On y apprend les gestes de premiers secours pour le grand public mais aussi les gestes de soins face aux situations d'urgences vitales et les risques collectifs pour les personnels soignants. L'année suivante, des responsabilités supplémentaires me sont confiées, l'organisation des exercices d'entraînement préfectoraux et je participe aux astreintes de direction du service, en tant que DSM, directeur des secours médicaux.

Un service de Samu est opérationnel 24 heures sur 24 et je participe donc aux tours de garde, jour et nuit, week-ends et jours fériés.

Quand je suis nommé chef de service en septembre 2013, cela fait dix ans que j'exerce dans le service. Un mois plus tard, je suis nommé chef de pôle des services du Samu-Smur-Réanimation et Urgences.

Très vite, je vais noter des dysfonctionnements au sein de l'hôpital avec des répercussions directes sur les services. En réalité, je me sens être un faux nez, un passe-plat : je dois appliquer des décisions et des choix décidés par la hiérarchie, sans que je sois consulté en amont, et assumer les conséquences et les responsabilités si ça ne marche pas correctement. Cela ne correspond pas du tout aux fonctions de chef de service et de chef de pôle mentionnées sur l'arrêté de nomination pour lesquelles je m'étais engagé.

Selon moi, ce fonctionnement est une des conséquences directes de la loi HPST : le responsable se défausse sur le subalterne qu'il peut briser quand il le veut. Personne ne le lui reprochera.

Deux mois à peine après ma nomination, un de mes assistants vient m'avertir : « La directrice des soins, qui est responsable des personnels paramédicaux de l'établissement, a fermé une équipe du Smur parce qu'il y a un médecin en arrêt maladie ce jour et un véhicule en panne. »

Une fermeture pour quinze jours, en pleine période de Noël, pour un absent et une batterie à plat qu'il suffit de recharger ! Je crois rêver et me demande immédiatement comment une telle décision a pu être prise sans que j'en sois informé.

Je demande à prendre rendez-vous avec le directeur pour lui faire part de cette situation. En réponse, je ne suis pas invité mais convoqué par la direction, le confrère qui m'avait fait part de cette situation n'est pas convié et je me retrouve face à quatre responsables de l'hôpital.

Le directeur, en me serrant la main, me dit :

— N'oubliez pas que vous êtes un chef de service et de pôle à titre provisoire.

Et m'attaque sur la gestion du pôle :

— Docteur Liot, vous ne croyez quand même pas que l'on va payer des heures sup…

— Mais on va rentrer dans une période d'épidémies et de vacances scolaires, vous le savez, et on a besoin de tout le monde sur le pont…

— Si vous vous organisez mieux, la qualité des soins sera là. Je viens de comprendre, c'est d'un conflit éthique qu'il s'agit : en tant que médecin, je suis soucieux d'une qualité de prise en charge médicale des patients, certes dans une maîtrise des coûts, et je suis face à quelqu'un qui n'avance que des arguments financiers.

Ces différends vont se multiplier par la suite.

À chacune de mes requêtes la direction répondra non ou restera silencieuse, dès l'instant qu'il y aura une dépense à assumer.

Je propose un jour d'acheter une table à masser. C'est une machine très utile pour les accidents cardiaques par exemple ; elle peut masser plusieurs heures s'il le faut avant que le patient soit pris en charge dans le service compétent. Cette table coûte entre 15 000 et 20 000 euros.

Lors d'un entretien, le directeur me dit :

— Pourquoi j'achèterais ce matériel, on ne fait pas de greffe et on n'a pas de service de réa-cardio à Melun. Je ne vais pas acheter une machine qui ne va pas servir à faire des bénéfices.

— Cette machine est amortie en un patient sauvé !

— Docteur Liot, au-delà des frontières de mon hôpital, que ça aide l'humanité, ce n'est pas mon problème !

Après plusieurs jours de négociation et avec l'aide d'autres confrères, le directeur acceptera que cet achat se fasse sur les recettes excédentaires du Cesu…

*

Mais l'outil le plus précieux dans un service du Samu, c'est le téléphone. À l'époque, l'hôpital de Melun n'est pas équipé en téléphonie numérique mais en analogique. Une technologie archaïque qui ne nous permet pas d'installer ce que l'on appelle une « salle d'attente virtuelle » : priorité est donnée aux patients les plus gravement atteints sans toutefois bloquer les appels entrants.

Ce système de téléphonie ancien ne permet pas à un auxiliaire de régulation médicale du Samu de gérer plus de deux à trois appels en simultané. Plusieurs fois par jour, les régulateurs ne peuvent pas répondre à tous les appels arrivant au Samu-Centre 15 du département de Seine-et-Marne.

Deux personnes manquent et vous perdez 25 % des appels.

Je me souviens de ce Noël 2013 : j'ai 15 % d'absents parmi les auxiliaires de régulation médicale alors que je suis déjà en déficit de personnel.

J'alerte le directeur avec lequel je négocie des heures supplémentaires pour compenser ces absences. C'est un chemin de croix, il ne veut pas les payer.

Quelques jours plus tard, je reçois un message du service « qualité » :

— Mme Untel se plaint de n'avoir eu personne au bout du fil en appelant le Samu.

— Un patient affirme qu'il a dû attendre 5 minutes avant qu'un agent lui réponde et un autre a finalement appelé les pompiers parce que personne ne répondait dans votre service.

Je ne suis pas responsable de cette situation mais c'est moi qui dois répondre à ces courriers de réclamation.

Il me semble que le Samu exerce une mission d'intérêt général et le budget alloué par l'ARS Île-de-France fait partie d'une enveloppe globale avec laquelle je dois me débrouiller.

Il m'arrive d'aller négocier tel ou tel poste directement à l'ARS ; je demande des moyens supplémentaires sans trop y croire et j'ai raison, hélas. On me répond invariablement :

— Il faut faire des économies dans la perspective de la construction du nouvel hôpital.

Je finis par me faire une raison, j'ai bien compris que pour la direction, le seul objectif est ce nouvel hôpital, mariage inédit entre un établissement public et une clinique privée qui doit être opérationnel en 2018. Selon moi, c'est le bâton de maréchal du directeur, une question de prestige et, une fois le nouvel hôpital ouvert, il sera promu.

Il affecte donc l'argent comme bon lui semble. Alors que des postes supplémentaires sont nécessaires, toutes mes demandes sont rejetées.

Et pourtant compte tenu du nombre d'appels toujours plus nombreux, il manque au Samu une dizaine de médecins. Nous sommes une trentaine et c'est insuffisant.

*

Le 9 janvier 2015 est le jour où tout va basculer pour moi.

Deux jours avant, la France est horrifiée par l'attaque terroriste des frères Kouachi contre la rédaction de *Charlie Hebdo*. Les deux frères en fuite se réfugient dans une imprimerie à Dammartin-en-Goële, à l'est de Roissy.

Comme tous les services de secours, nous sommes alertés et j'interviens en tant que directeur des secours médicaux sur place.

J'apprends à mon retour à l'hôpital qu'une cadre a renvoyé les personnels du Samu-Smur[1] qui étaient venus spontanément pour lever des équipes supplémentaires et pour aider dans le service, avec un argument massue : « Rentrez chez vous, on ne paiera pas les heures supplémentaires ! »

Pour ces agents, l'argent n'avait aucun rapport avec leur présence ; dès qu'ils ont entendu que les deux terroristes étaient en Seine-et-Marne, ils ont rallié l'hôpital. Certains n'ont pas obéi et sont restés.

Je suis stupéfait qu'une cadre ait pris cette initiative incroyable.

1. Le Samu-Smur de Melun tourne avec deux équipes de régulateurs 24 heures sur 24 pour le Samu et deux équipes Smur 24 heures sur 24 et une équipe Smur en journée. Et ça, 365 jours par an.

Plusieurs membres du Samu témoignent par écrit de ce qu'ils ont vécu ce jour-là. Ceux qui ont osé subiront des représailles par la suite et certains, depuis, ont quitté l'hôpital de Melun.

Je transmets l'ensemble de ces courriers fin janvier 2015 au directeur, au président de la Commission médicale d'établissement et à cette cadre de santé.

Une semaine plus tard, alors que le plan Vigipirate vient d'être renforcé et en pleine épidémie de grippe, je suis destitué de la chefferie de pôle et un nouveau chef, venant de la réanimation, est nommé.

Je garde le titre de chef de service du Samu, ce qui n'a aucune valeur puisque je n'ai plus le droit de prendre la moindre décision, même opérationnelle ; pas même les plannings ni les congés.

Tout va très vite : courrier le 3 février 2015 pour une convocation le lendemain en vue de ma destitution.

La scène du 4 février est surréaliste : je me présente devant le directeur et le président de la CME accompagné d'un confrère, celui-ci ne sera pas autorisé à rester. Les deux, face à moi, m'accusent de ne pas faire correctement mon travail, de remettre en question une des cadres de santé, d'avoir refusé un audit que j'ai pourtant signé et préparé, d'envoyer sur le terrain des internes sans médecin senior – ce qui est autorisé dans le code de santé publique et c'est encore le cas aujourd'hui de manière plus fréquente –, autant de fausses accusations.

Si j'avais fauté, le Centre national de gestion aurait dû être saisi, ce qui n'a pas été le cas.

Je conteste ce qui m'est reproché mais mon sort est déjà scellé. L'attitude de mes collègues dans l'hôpital en est la meilleure preuve.

Il y a ceux que je croise qui ne me connaissent plus et ne prennent plus le temps de me parler, d'autres m'évitent ostensiblement dans les couloirs. Dans le meilleur des cas, on m'approche discrètement pour me dire :

— Désolé, Thibault, on m'a conseillé de ne plus te parler.

Je traverse l'hôpital dans un silence de mort, tel un ectoplasme. On m'a non seulement retiré mes titres, ma fonction, mais aussi ma dignité. Ce n'est pas mon management qui a causé ma perte, mais le simple fait que j'ai osé remettre en question des stratégies aberrantes qui, au bout du compte, provoquent la maltraitance des patients en même temps que celle subie par le personnel.

Je dors mal, je perds confiance en moi, je tente de cacher ma tristesse, je suis devenu le fantôme d'un médecin passionné qui passait 80 heures par semaine à l'hôpital, qui a annulé des vacances, et qu'on accuse aujourd'hui de « ne rien foutre » et de déstabiliser le fonctionnement de l'hôpital. C'est tellement injuste.

Si je mettais un genou à terre, ça leur ferait tellement plaisir. Je dois tenir !

Dans un premier temps, pour préserver ma santé mentale, je suis mis en arrêt de travail, ce qui ne m'était jamais arrivé en treize années de service dans cet établissement.

Avant de partir, car je sais que c'est inéluctable, je me protège : je viens à l'hôpital tous les jours, je veux éviter à tout prix la faute professionnelle.

Je couvre les accidents, les feux d'immeuble, je ne néglige rien.

En définitive, je demande ma mise en disponibilité.

Je quitte définitivement l'hôpital de Melun en mai 2015.

*

Aujourd'hui, je vis mon deuil, je ressasse, même si je commence à y voir plus clair.

Oubliées les rustines que je trouvais toujours pour assurer un service dégradé, oubliée la pression quotidienne, chassée la peur, je conteste les injustices et la brutalité.

Deux procédures ont été lancées : au tribunal administratif contre la décision de destitution, et au pénal, auprès du procureur de la République de Melun, pour harcèlement moral.

Rassembler les éléments pour étayer mes plaintes m'aide dans le long chemin de la reconstruction. Je vais seul au combat car le médiateur de la République que j'ai approché m'a vite lâché.

C'est lui qui me conseille de ne pas renoncer à mes actions en justice et qui va me le reprocher quelque temps plus tard :

— Vous avez lancé une procédure, donc j'arrête !

J'ai appris qu'un médiateur avait été nommé par le ministère de la Santé. Pour moi, ce n'est que de l'affichage : « Vous voyez, on s'occupe de vous, de vos conditions de travail. » En réalité, comme il y a le feu partout, je pense que ce médiateur sera vite dépassé et malgré sa bonne volonté, il ne pourra rien.

J'ai obtenu la protection fonctionnelle du directeur mais tous les frais sont à ma charge. En effet, à ce jour, bien que je lui aie envoyé la convention d'honoraires d'avocat qu'il m'a demandée, près de 26 000 euros que j'ai déjà déboursés, chacune de mes factures est rejetée par le directeur. Il considère, à tort, que cela ne rentre pas dans le cadre de la protection fonctionnelle qu'il m'a accordée ; si je ne suis pas d'accord, j'ai deux mois pour contester auprès du tribunal administratif.

En février 2017, le tribunal administratif de Melun a reconnu que j'avais été victime d'une sanction disciplinaire camouflée et a annulé la décision du directeur. Une seconde procédure est en cours au tribunal administratif et la plainte pénale est encore au stade de l'enquête.

Avec le recul, je suis capable d'analyser ce qu'il m'est arrivé.

Un nouvel hôpital est en construction [1] et c'est la priorité du directeur.

Il était donc interdit de salir l'image de l'hôpital actuel. C'est ainsi que la direction a reçu mes remarques sur les dysfonctionnements. Pourtant, je ne voulais pas nuire à l'établissement en disant que ça marchait mal, mon but était simplement d'assurer une prise en charge correcte des patients. Notre mission première n'est pas de faire des économies à tout prix, *a fortiori* dans un service où l'on traite l'urgence.

Le patient n'a pas à souffrir du fait que l'on construise un nouvel hôpital et qu'en attendant, lui sera moins bien soigné.

Voir ces patients attendre six heures dans un couloir sur un lit ou un brancard, ce n'est pas de la qualité de soins.

Après moi, de nombreux médecins, opposés à cette politique du chiffre, ont été eux aussi maltraités, beaucoup sont partis.

Comment va fonctionner le nouvel hôpital ? Et puis surtout, qui va le payer ?

*

Si je me suis rebellé, j'ai payé cher cette impertinence. Je n'en veux pas à ceux qui ne m'ont pas soutenu. Je reste blessé, je mets leur attitude sur le compte d'une lâcheté difficile à admettre pour moi.

Pour un ambulancier, une infirmière, un auxiliaire de régulation médicale qui, bien souvent, vit en Seine-et-Marne, loin de l'hôpital, le risque est trop grand de subir des représailles, de ne pas voir son contrat renouvelé.

---

1. La construction du nouvel hôpital est estimée à près de 180 millions d'euros. L'État a versé 60 millions, charge à l'hôpital de financer les 120 millions d'euros restants en souscrivant des crédits.

Certains reviennent vers moi, ils tiennent à m'expliquer et ça me fait vraiment plaisir.

Ils n'ont jamais cru ce qu'on leur disait à l'époque : « Le Dr Liot est un incendiaire, il est un danger pour l'hôpital, évitez-le. » Ils ont bien compris qu'on avait décidé de me « couper la tête » et qu'ils ne pourraient pas me sauver, quelle que soit leur attitude.

En outre, sous l'effet de la terreur, la solidarité s'effrite.

Ma priorité a été d'aider les rares collègues qui m'avaient soutenu et qui souffraient.

J'ai osé écrire pour appuyer les démarches de ces collègues. Après mon éviction, une quinzaine de praticiens a quitté le service du Samu-Smur-Urgence de Melun dans l'année qui a suivi.

Je ne le cache pas, j'ai consulté un psychiatre, un homme extraordinaire. J'ai décidé de m'éloigner de l'hôpital quand il m'a dit un jour :

— Thibault, face à ce type de personnalités, de toute façon, tu perdras si tu restes. Le système privilégie ces gens-là.

Il m'a convaincu que mon salut passait par un éloignement de ce milieu pathogène.

Au-delà de l'exercice du pouvoir qui permet aux directeurs de décider seuls de votre avenir, il y a l'argent : le moteur essentiel.

On l'oublie trop souvent quand on évoque le fonctionnement perverti de nos hôpitaux : un directeur qui atteint les objectifs financiers qu'on lui assigne touche une énorme prime, de plusieurs mois de salaire dit-on. Il fera tout pour réaliser les économies demandées et si par bonheur, il réalise des profits, sa récompense sera à la hauteur de l'exploit.

Ce qui me stupéfie, c'est de voir que dans la chaîne hiérarchique, on ferme les yeux sur la réalité, sur la souffrance des personnels, au prétexte que « l'ordre vient d'en haut ». La direction a besoin de ces intermédiaires, celles et ceux qui manient la schlague. Mais le jour où elle n'aura plus besoin de ces bourreaux, elle les sacrifiera. C'est ce qui s'est passé pour la directrice des affaires médicales qui est restée à l'écart quand je me suis fait démolir ; elle m'a expliqué qu'on lui avait demandé de se taire. Quelques mois après mon départ, c'est elle qui, subissant des pressions, a quitté l'établissement. Moralité : mieux vaut parler, dénoncer, car vous serez pris pour cible, un jour ou l'autre.

*

« Ils ont la loi pour eux », entend-on souvent. C'est vrai mais j'estime qu'ils ne devraient pas en abuser. L'ARS qui devrait assumer le rôle d'arbitre au sein des établissements est très souvent inerte, quand elle n'accable pas la victime.

Dans mon cas, j'ai alerté très tôt le responsable de l'ARS de Seine-et-Marne sur ce qui m'arrivait, sur ce que je subissais de la part de la hiérarchie de l'hôpital : « Ce n'est pas normal en effet », m'a-t-il concédé oralement.

J'ai cru trouver un allié alors qu'en réalité, il faisait suivre mes mails et courriers à la direction de l'hôpital en faisant passer le message que j'étais une nuisance.

J'ai été viré, lui a été promu !

Oui, soigner coûte et l'urgence coûte cher. Les urgences sont la porte d'entrée de l'hôpital et on passe souvent pour des perturbateurs auprès des autres services. Nos patients, très nombreux, sont répartis dans divers services et ça peut désorganiser ces unités. Mais peut-on faire autrement ? Oui, si l'on donne aux urgences d'autres moyens humains et matériels.

Pour moi, c'est terminé, je ne retournerai pas dans un hôpital public dont l'unique objectif est la rentabilité. On impose aux personnels d'être des machines sans émotion, de faire les choses mécaniquement et aux patients de subir ces conditions effroyables de prise en charge de plus en plus déshumanisantes. Patients et personnels deviennent de la matière première. Je ne me reconnais pas dans ce fonctionnement et ne peux accepter de le cautionner.

Quand je vois les départs en masse de praticiens, l'intérim qui explose, l'épuisement des personnels, les patients qui attendent…

La loi HPST a gangrené les liens humains pourtant indispensables à la qualité du soin et donc au fonctionnement de l'hôpital.

Le gâchis humain pour les patients et les personnels est effroyable et je suis profondément triste de constater que rien n'est mis en œuvre pour le freiner, bien au contraire…

Je suis pessimiste, je pense que la machine va s'enrayer. C'est même déjà le cas.

Chapitre 5

Du harceleur parfait au harcelé idéal…

Par le Pr Bernard Granger, psychiatre

Bernard Granger est professeur de psychiatrie à l'université Paris Descartes et dirige l'unité de psychiatrie ambulatoire de l'hôpital Tarnier (AP-HP). Investi de nombreuses responsabilités représentatives et syndicales, il est aussi un des fondateurs de l'Association nationale Jean-Louis Mégnien.

Au titre de sa fonction de psychiatre, il peut dresser le portrait-robot du harceleur et de sa victime, le harcelé. Mécanique complexe dans un jeu de pouvoir exacerbé selon lui par le biais d'une loi[1] *qui accorde à certains des prérogatives parfois exorbitantes pour soumettre leurs subordonnés.*

Il faut rester modeste face à un acte suicidaire si l'on veut en comprendre les causes. Il faudrait dire d'ailleurs l'enchaînement des causes.

Pouvait-on prévoir ce geste, qu'aurait-on pu faire pour l'éviter, quels en étaient les signes avant-coureurs ?

On se pose toutes ces questions et bien d'autres. Elles sont d'autant plus douloureuses quand on connaissait celui qui s'est donné la mort.

1. La loi HPST de 2009, dite loi Bachelot.

Je me souviens très bien du jour où j'ai appris le suicide de Jean-Louis Mégnien, le jeudi 17 décembre 2015, en fin de journée. Je sortais d'une réunion avenue Victoria, au siège de l'Assistance publique, et une collègue m'a informé que Jean-Louis Mégnien avait sauté de la fenêtre de son bureau situé au septième étage de l'hôpital européen Georges-Pompidou. Je suis resté tétanisé.

Je me suis ensuite souvenu de Jean-Louis quand, début 2014, il m'avait exposé ses difficultés professionnelles. Il m'avait décrit en détail ce qu'il était en train de vivre depuis plusieurs mois déjà dans son service. Il se disait harcelé.

Ce qu'il m'a dit était tellement énorme que j'avais eu du mal à le croire. Je me devais d'être prudent. Cependant, quand on connaît les mœurs médicales, son récit paraissait plausible. J'ai surtout senti un homme en grande souffrance, mais je ne pouvais pas imaginer qu'il mettrait fin à ses jours presque deux ans plus tard.

Quand Jean-Louis Mégnien se défenestre sur son lieu de travail, il commet un acte de désespoir, mais aussi porte une accusation contre ceux qui se sont acharnés sur lui. Dans ce geste ultime et symbolique, il délivre ce message : « La capacité de nuire de certains dans cet hôpital est extrêmement dangereuse. »

Ce drame illustre la stratégie déployée par le harceleur dans le milieu professionnel. Ce dernier a un seul objectif, celui de détruire psychiquement sa victime. Il peut aller très loin, au point de vouloir provoquer dépression et suicide. Sa tactique est de rendre la vie impossible à sa cible.

Pour fuir ses responsabilités, l'institution au sein de laquelle s'est produit le suicide, sans se rendre compte de l'énormité de son attitude, parle de « problèmes personnels », de « dépression », au lieu de rechercher ce qui a pu provoquer un suicide sur le lieu de travail. Le lien avec le travail est difficile à nier *a priori*, et pourtant il est presque systématiquement minimisé ou évacué.

Les harceleurs se caractérisent par une psychopathologie bien décrite par Marie-France Hirigoyen dans ses ouvrages [1]. C'est le plus souvent un pervers narcissique doté d'une volonté farouche de destruction et qui a besoin d'une victime pour exister.

Le harceleur ne va pas s'attaquer à n'importe qui. Il faut que ça en vaille le coup ! Il va donc jeter son dévolu sur quelqu'un d'enviable, dont les qualités professionnelles, l'intégrité, la valeur intellectuelle et les succès sont reconnus.

Le harceleur avance masqué et procède d'abord par des manœuvres sournoises. Il va commencer par de menues brimades, quelques mots méprisants, blessants, puis avilissants et violents. C'est la répétition de ces agissements, par petites touches, qui caractérise initialement le harcèlement. Un peu tous les jours, le harceleur va « piquer » : un reproche verbal, un mail accusatoire, des insultes, une humiliation publique. Ses attributions sont remises en cause, ses conditions matérielles de travail rendues inconfortables. Ensuite, l'isolement de la cible constitue l'objectif. Des consignes sont données pour ne plus parler à la victime de harcèlement. Elle n'est plus conviée aux réunions, ne reçoit plus d'informations. On la dénigre. On répand la rumeur qu'elle va mal, qu'elle est déloyale, qu'elle est néfaste, qu'elle doit partir. Le harcelé devient un pestiféré auprès duquel il ne faut plus se montrer. À l'occasion d'une

1. Notamment dans *Le Harcèlement moral, la violence perverse au quotidien*, Pocket, 2011.

absence, on va déménager ses affaires, changer sa serrure, pour qu'au retour il se retrouve exclu ou dégradé.

*

Un chef de service m'a raconté l'histoire d'une de ses « surveillantes » (le mot était encore en usage lors des faits). Elle dirigeait une équipe d'infirmières. Son plaisir était de choisir une cible parmi ces dernières, de la harceler jusqu'à ce qu'elle parte et de passer à la suivante. Si bien qu'après le départ de la dernière victime en date, chacune des infirmières restantes, terrorisée, se demandait : « Vais-je être la prochaine ? » Cette surveillante cachait parfaitement son jeu pervers : elle était charmante avec son chef de service, qui ne s'était aperçu de rien.

Le processus mis en place est implacable. Le « pervers narcissique » n'éprouve pas d'empathie et n'a aucun respect pour les autres. Il se contente de les utiliser, les manipuler parfois, pour satisfaire son appétit destructeur. Il adore montrer son autorité. Il n'a jamais tort, n'est jamais responsable, déteste qu'on lui tienne tête dans des discussions qu'il juge inutiles. Sa proie, car c'est bien de cela qu'il s'agit, est sans cesse rabaissée, culpabilisée, et il prend plaisir à la voir « mourir » à petit feu.

Le harceleur est assez habile pour confier une partie du « sale boulot » à d'autres. Il est à la manœuvre mais dans l'ombre. L'agresseur change de masque suivant les besoins. Il cherche à séduire ou se positionne en victime. Il ne révèle son vrai visage de bourreau que face à celui qu'il veut abattre.

Les autres membres de l'équipe soignante, témoins du harcèlement, vont d'abord assister en spectateurs à la descente aux enfers de leur collègue harcelé. La peur va ensuite les envahir et par un effet de meute, comme s'ils étaient contaminés, ils vont devenir eux-mêmes maltraitants. C'est ce qu'a subi Jean-Louis Mégnien, victime de son harceleur et des complices de ce dernier.

La victime harcelée ne comprend pas ce qui se passe, perd confiance en elle, ressent une injustice tout en se culpabilisant, souffre du silence de ses collègues et de la hiérarchie, de leur complicité, développe diverses somatisations et s'effondre moralement.

Il n'y a pas de profil type du harcelé. Nous pouvons tous, un jour ou l'autre, être déstabilisés au point de sombrer. Pourtant, on se pensait suffisamment fort pour résister à la pression.

Si un responsable veut détruire tel ou tel membre de son équipe, il tentera d'abord d'entamer sa confiance en lui, de le faire douter. Parce que vous gênez ou faites ombrage, vous serez ciblé. Vous contestez les méthodes de travail, vous serez déconsidéré. Vous n'appliquez pas les consignes parce qu'elles vous semblent aberrantes, vous serez poussé à la faute ou on en inventera une pour vous mettre en cause. Si vous êtes jugé indésirable, le harcèlement ne tardera pas.

*

Au début, les quelques remarques parfois acides faites à votre encontre ne vont pas vous ébranler. Vous estimerez que ce qu'on vous demande n'est absolument pas dans vos compétences, que ce sont parfois même des tâches humiliantes, mais vous ferez ce qu'on vous dit. La fréquence des agressions va commencer à vous inquiéter. Dans un premier temps, vous vous direz que c'est passager, qu'on ne peut pas s'en prendre à vous, si actif, si présent dans le service, si dévoué. Vous êtes irréprochable : comment peut-on vous attaquer ?

Le harcelé est incrédule. Selon son tempérament, il va plus ou moins se rebeller, demander des explications à celui qui se focalise tant sur lui et l'agresse sans raison de façon répétée. Il n'obtiendra pas de réponse, mais une dénégation. Le harcelé est complètement dévalué aux yeux de l'équipe dont il fait partie. Pis même, tout le monde l'appréciait, admirait son travail et louait le contact qu'il avait avec les patients, mais désormais suit la consigne de l'éviter, de faire comme s'il n'existait pas.

L'isolement du harcelé est total : il n'est plus salué, ni convié aux réunions, et si l'on s'adresse à lui, c'est pour l'insulter. Tout ceci est insidieux mais peut abattre n'importe qui. Les valeurs professionnelles ou morales que véhicule le harcelé ne l'ont pas préservé. Elles en ont fait au contraire une cible. Le harceleur a brisé la cohésion d'équipe, favorisé le repli sur soi des autres membres, chacun voulant se préserver.

Dans les plus de 400 cas recensés à l'Association Jean-Louis Mégnien, on trouve souvent des soignants de grande valeur, à la personnalité forte, qui ont refusé de voir leur hôpital se déliter et l'ont payé au prix fort.

Au-delà des facteurs personnels, on distingue des éléments systémiques. À l'hôpital, comme d'ailleurs dans toute la fonction publique et dans le secteur privé, le harcèlement est devenu une méthode de gestion des ressources humaines. À cet égard, *Corporate*, le film de Nicolas Silhol[1], est cliniquement et sociologiquement remarquable.

1. Le film *Corporate* de Nicolas Silhol, avec Céline Sallette et Lambert Wilson, est sorti en avril 2017.

*

Il règne dans les hôpitaux depuis une bonne décennie un climat délétère lié aux restrictions budgétaires ainsi qu'aux réformes de la gouvernance et de la gestion. Cela favorise les comportements de harcèlement. Les nouvelles méthodes managériales ont été résumées par le psychiatre Christophe Dejours sous le terme de « tournant gestionnaire ». Le pouvoir d'organiser le travail a été retiré à ceux qui le connaissent au profit de « managers », aux méthodes focalisées sur les objectifs quantitatifs et sur l'évaluation personnalisée des « performances », ce qui détruit l'esprit d'équipe et fait perdre aux agents le sens de leur travail. À ce titre on peut parler de maltraitance institutionnelle. Cette dernière n'épargne pas les responsables administratifs, chargés de mettre en œuvre une politique dans laquelle ils ne se reconnaissent pas.

Dans le milieu hospitalier, le harcèlement a été utilisé, consciemment ou non, comme technique de management. La méthode est tellement efficace que le harcelé, se sentant fautif, se tait et s'efface, parfois par le suicide, et n'a plus les ressources de combattre celui qui l'agresse.

Dans un hôpital de l'ouest de la France, un cadre infirmier s'est donné la mort durant l'été 2016. Dans la lettre qu'il a laissée, il exprime sa souffrance éthique et dénonce les méthodes managériales de la direction de l'hôpital. Les syndicats montent au créneau et fustigent le management pathogène de la directrice de l'hôpital : pressions, mises au placard, harcèlement. Une responsable du CHSCT révèle que la souffrance au travail est majeure dans cet établissement et que d'autres actes de désespoir sont à craindre. L'Inspection générale des affaires sociales mène une enquête et semble exonérer la direction. Les agents de l'établissement sont consternés.

Officiellement donc, la directrice n'a pas commis de faute. En réalité, elle sera mise discrètement à la retraite anticipée quelque temps plus tard. On déguise la sanction, le suicidé est oublié et les méthodes managériales nuisibles vont perdurer, faute d'une analyse approfondie des tenants et aboutissants de ce drame.

« Pourquoi moi ? », telle est la question lancinante que se pose toute personne désemparée par le harcèlement qu'elle subit. Et comme elle ne trouve jamais la réponse, elle s'enfonce dans la dépression. Si encore elle avait commis une faute grave, une erreur de diagnostic fatale à un patient, par exemple, elle saurait pourquoi on lui est hostile. Le harcelé va se remettre en question et devra prendre une décision : quitter l'hôpital, pour préserver sa propre santé mentale, tenter de retrouver un poste ailleurs ou, comme c'est arrivé pour de nombreux cas que nous connaissons, se mettre en retrait et arrêter son activité.

Rebondir dans un autre établissement tout en conservant son poste et ses prérogatives n'est pas si simple. Le harcelé est marqué au fer rouge. Sa réputation l'ayant précédé, il sera considéré comme un individu « difficile », « à problèmes ». Intégrer une équipe déjà constituée devient alors une gageure, sauf s'il y est déjà connu. Comme on peut difficilement le licencier, il finira au placard ou « en recherche d'affectation », attaquera en justice et attendra des années qu'on veuille bien reconnaître qu'il a été harcelé, s'il a eu la présence d'esprit de rassembler des preuves et la chance de tomber sur des magistrats sensibilisés à cette question.

Il est regrettable de constater que dans la plupart des cas, le harcelé doit partir et chercher ailleurs une solution à ses difficultés, alors que le responsable du harcèlement ne sera pas inquiété et pourra continuer de nuire. Il est évident que si les harceleurs étaient sanctionnés comme ils devraient l'être, ils seraient moins malfaisants. La culture de l'impunité qui protège médecins et administratifs de rang élevé est insupportable. Elle ne fait qu'entretenir et encourager ces comportements déviants.

Nous assistons parfois à des évolutions favorables. Le cas récent d'un éminent radiologue est exemplaire. Maltraité dans son établissement d'origine, il a traversé une longue période douloureuse dont il garde encore les traces. Son transfert, avec son poste, dans un hôpital parisien a été favorisé par des collègues bienveillants. Telle une plante mourante que l'on déplace sur un terreau plus accueillant et qui refleurit, il revit aujourd'hui.

Jean-Louis Mégnien, lui, n'a pas eu cette opportunité. Harcelé, il était pris dans une nasse. Les courriers électroniques qu'il a adressés aux « responsables » administratifs et médicaux étaient autant d'appels de détresse d'un homme en train de se noyer. Le silence ou l'inertie pour seule réponse à ses appels ont fini par lui fermer toute issue.

Le sort du harcelé est en effet scellé quand la hiérarchie couvre l'agresseur. Le cas de Jean-Louis Mégnien le montre. La direction de l'Hôpital européen Georges-Pompidou n'a rien fait pour arranger la situation inquiétante de ce praticien alors qu'elle en était informée. Elle ne l'a pas aidé et n'a fait que l'isoler davantage.

Le drame accompli, on ne peut pas dire que l'AP-HP ait eu un comportement très digne. L'étouffement des affaires est un vieux réflexe, notamment dans la fonction publique. On dénigre le harcelé et on couvre le ou les harceleurs. L'administration ne peut pas se tromper : c'est un dogme. Ceux qui alertent sont accusés de s'attaquer à « l'institution ». En réalité, avec le temps, l'institution qui ment est perdante, car la vérité est la valeur suprême, infiniment supérieure à ce que les responsables de l'institution s'imaginent incarner. Personne ne peut dire que l'armée soit sortie grandie de l'affaire Dreyfus. Ceux qui veulent une institution irréprochable sont en réalité de bien meilleurs défenseurs de l'institution que ceux qui veulent en cacher les turpitudes.

Après le suicide Jean-Louis Mégnien, la parole s'est libérée. Il a fallu ce drame pour que l'ampleur des actes de maltraitance et de harcèlement soit mieux mesurée. Il a fallu ce sacrifice pour qu'une prise de conscience se développe. Les personnes maltraitées et harcelées se sentent moins seules. Elles reçoivent de l'aide et disposent de recours. Les déterminants de la souffrance au travail, dont le harcèlement moral est l'aspect le plus odieux, sont de plus en plus admis. Les causes systémiques ne peuvent plus être éludées. Ce mouvement doit aboutir à une transformation profonde de l'organisation du travail à l'hôpital et à un changement de mentalité de l'ensemble des hospitaliers dès leur formation initiale. C'est la seule façon d'enrayer ces dérives particulièrement préoccupantes et tragiques.

Chapitre 6

Entre le marteau et l'enclume, les directeurs souffrent aussi

Trop, c'est trop ! Sous le double choc d'un reportage diffusé sur France 2 dans le magazine « Envoyé spécial » du jeudi 7 septembre 2017 (« Hôpital : la loi du marché ») et d'un dossier publié par l'hebdomadaire *Paris Match* le mercredi 15 novembre (« Suicides à l'hôpital : mourir pour être entendu »), les responsables de l'Association nationale des directeurs et directrices d'hôpitaux (ADH) décident fin novembre de se faire entendre. Dans un communiqué musclé, ils dénoncent « la mode de l'hôpital *bashing* ».

Pour ces dirigeants d'établissement, les médias visés ne sont mus que par « la recherche de sensationnel et de l'audience », et jouent à « un jeu destructeur » : « À voir certains reportages télé, à lire certains articles jusque dans un magazine de salles d'attente, on en viendrait presque à se demander : l'hôpital est-il devenu fou ? Ses gouvernants, directeurs, médecins, cadres, sont-ils des monstres ? Il faut dire que le tableau, tel qu'il est ainsi fabriqué, est sombre : maltraitance à tous les étages, griserie du pouvoir, drames individuels… »

Les mots sont lâchés, le tableau serait « fabriqué » par des médias avides de scoops et d'audiences faciles. Heureusement, après cette entame un brin caricaturale, le vrai sujet est abordé frontalement : « Oui, l'hôpital[1] souffre sans doute du poids des missions qu'il porte au service de la population, et des contraintes innombrables qu'on lui impose. Mais les allégations mauvaises et malveillantes le meurtrissent plus encore. »

Force est pourtant de constater que les deux sujets incriminés montraient, avec l'effet forcément réducteur de l'enquête télé ou du dossier de quelques pages en presse écrite, deux réalités indéniables. D'une part, les contraintes budgétaires de plus en plus prégnantes qui impactent les conditions de travail de tous les personnels hospitaliers : du chef de service sous-équipé au directeur en manque de financement en passant par des infirmières soumises à des cadences parfois infernales, comme montré dans le reportage d'« Envoyé spécial ». D'autre part, la dégradation des relations humaines et du management au sein de certains établissements de l'hôpital public et sa conséquence qu'est la multiplication des cas de souffrance au travail, de maltraitance ou de harcèlement moral, pouvant aller jusqu'au suicide des victimes, comme exposé dans les colonnes de *Paris Match*.

Un état des lieux incontestable, objet même de ce livre, qui n'est en rien une généralisation mais qui présenté ainsi, sans langue de bois, permet au grand public de comprendre pourquoi leur hôpital est bel et bien en détresse et en danger. Oui, dans certains établissements (et pas dans tous, c'est une évidence) il y a « des directeurs omnipotents » capables « de briser un service pour asseoir leur pouvoir », comme l'explique dans le dossier de l'hebdomadaire l'avocate spécialisée dans la fonction publique Christelle Mazza[2]. Certes, les témoignages qui suivent sont violents mais ils sont fidèles à la triste réalité. Qu'il s'agisse

1. Sous-entendu, « ses cadres de direction » (*N.d.A.*).

2. Lire le chapitre 8 : « Et le droit dans tout ça ? Christelle Mazza, une avocate en première ligne ».

du docteur Marianne Dutot, une chirurgien harcelée par sa directrice qui finit par fuir le public pour travailler dans une clinique privée, elle qui avait été « élevée dans le culte du bien public ». Ou de Florence Caradec, infirmière en néonatalogie dans un hôpital parisien qui sera brisée par son cadre de santé jusqu'à en concevoir des idées suicidaires, avant de décider de s'installer en secteur libéral.

Dans leur communiqué, les adhérents de l'ADH demandent en fait qu'on souligne autant, dans les médias, leurs mérites que les mauvais comportements de quelques brebis galeuses. Faisant, au passage, mine d'oublier que les trains qui arrivent à l'heure n'ont jamais fait la une de la presse…

« Nous ne nions pas les difficultés qui marquent le système hospitalier placé évidemment au centre des tensions humaines et sociales. Faut-il pour autant effacer les immenses mérites de l'hôpital et des professionnels qui y exercent ? […] Nul ne peut nier que l'hôpital, lieu d'accueil de tous les espoirs et de toutes les souffrances humaines, mais également lieu d'exigence constante et de pression médico-économique croissante, constitue un environnement sous tension. Les enjeux y sont forts. C'est une des structures les plus difficiles à piloter et à manager. Les dirigeants hospitaliers le savent. Ils l'assument. Ce ne sont ni des "administratifs obtus", ni des "directeurs omnipotents" ni des partisans d'un camp, qui auraient des "protégés" à placer. […] L'ADH rejette la vision négative et désespérante de l'hôpital public, que certains cherchent à nous imposer. Soyons fiers de nos valeurs, affirmons notre soutien aux hospitaliers, dirigeants, médecins, soignants, administratifs et techniques. Tous sont, heureusement, au service du public. »

Ce texte aux ambitions louables permet de mieux comprendre combien la situation actuelle des cadres dirigeants de l'hôpital public est difficile, mal vécue et source de souffrances. À quel point, « coincés entre le marteau et l'enclume », ils sont

« confrontés à des conflits de loyauté permanents » pour reprendre l'analyse de Me Christelle Mazza. Oui, il y a des cadres de direction qui souffrent, entament une grève de la faim suite à une mise sous administration provisoire[1] ou finissent, après un long conflit avec leur directeur général, par être licencié et dégagé de leur bureau en quelques minutes[2]. Pourquoi ne pas en parler ouvertement ?

Les adhérents de l'ADH ont sans doute des raisons, dans ce climat si lourd et passionnel, de réclamer parfois un peu plus d'indulgence et de reconnaissance. Reste à les convaincre que le déni et le *media bashing* ne les aideront en rien à sortir de ce triangle des Bermudes.

*

Heureusement, il est d'autres lieux où le principe de réalité, ou tout simplement un certain courage politique, l'emporte sur les réflexes d'auto-défense. Où la parole se libère mieux, sans pathos inutile ni arrière-pensée, mais avec la volonté sincère de comprendre puis de trouver des solutions. À l'automne dernier, le Syncass-Cfdt, syndicat des cadres de direction des hôpitaux publics, organisait à Levallois-Perret un colloque opportunément intitulé « Des relations professionnelles difficiles au harcèlement moral, parlons-en ! » Un colloque destiné à répondre, selon Brigitte Zimmermann, secrétaire nationale des directeurs de soins, « aux demandes [des] adhérents pris

1. Comme cela est arrivé à la fin de l'été 2017 à François Fouchet, directeur du centre hospitalier de Lamarche (Vosges) qui se plaignait d'un harcèlement de l'ARS, laquelle avait rejeté deux plans de retour à l'équilibre avant de le placer sous administration provisoire.

2. Lire au chapitre 7, le témoignage de P.R., un directeur adjoint d'un hôpital de taille moyenne qui attaque aujourd'hui l'administration pour « licenciement sans cause réelle ni sérieuse ».

dans des relations de travail devenues intenables et aux difficultés rencontrées par [les] directeurs et directrices pour traiter le problème du harcèlement… »

Secrétaire général adjoint du syndicat, Maxime Morin avait choisi en guise d'introduction de se poser une question fort intéressante : « Pourquoi le désaccord est-il aujourd'hui aussi peu accepté ? » Une partie de la réponse se trouve selon lui dans l'air du temps : « Sous l'influence des réseaux sociaux, le système ne prévoit pas d'écouter l'autre, de chercher la voie du compromis. Tout au contraire, il favorise et conforte l'opinion déjà acquise. Dans le champ de la politique publique, il faut que tout aille vite, sans obstacle, principalement sous la pression financière. On nous demande à nous dirigeants des transformations, des réorganisations, des résultats toujours plus rapides. On n'a pas le temps d'attendre, d'apprendre, d'infuser, de faire adhérer. Pas de place au débat, pas de temps à perdre ! »

En une minute, le décor était planté. On retrouvait nos dirigeants d'hôpitaux coincés entre le marteau et l'enclume. Maxime Morin, afin de bien cadrer cette journée de réflexion et d'assurer au mieux la défense de ses adhérents, décidait d'agiter le chiffon rouge sous le nez de l'État employeur : « Dévoilons notre sentiment. Après avoir fortement réduit nos marges de manœuvres financières, en investissements comme en effectifs, il apparaît chaque jour qu'on s'attaque à nos marges de manœuvre sur la manière de faire, de gérer, de piloter. C'est non seulement l'autonomie de nos établissements qui est en jeu mais notre management et nos valeurs ! »

Cinq témoignages lus par des voix anonymes pour protéger leurs auteurs seront ensuite diffusés et commentés par Xavier Léon, psychosociologue du travail et chercheur à l'université Paris VII, Pierre-Olivier Monteil, docteur en philosophie politique et enseignant en éthique du management à Paris-Dauphine et Me Christelle Mazza.

Une directrice d'institut de formation en soins infirmiers, nouvellement arrivée, prise pour cible par deux cadres administratifs ayant assuré l'intérim : « Chacune de mes propositions était quasi systématiquement contredite. Je faisais l'objet de jugements de valeur. Très atteinte, je me suis isolée. Je me sentais inutile [...] Cette déception a laissé des traces... »

Un directeur adjoint harcelé et méprisé par son nouveau directeur ayant été jusqu'à déplacer son bureau dans les services techniques et ne lui adressant plus la parole. Lui s'était senti « bafoué dans ses fonctions de directeur et humilié », « une situation totalement injuste par rapport au travail accompli ».

Une directrice d'hôpital récemment nommée et agressée verbalement, et le poing levé, par un attaché d'administration qui avait assuré l'intérim. Elle s'était sentie menacée mais « incapable de réagir ».

Une directrice adjointe prise en grippe et placardisée par sa nouvelle directrice jusqu'à « en épuiser ses défenses immunitaires ».

Un directeur d'hôpital accusé à tort de harcèlement par un de ses adjoints et poursuivi au pénal. Il mettra plus de six ans à obtenir un non-lieu[1].

La non-communication, ou au mieux l'incompréhension, était bien, le plus souvent, à l'origine de ces conflits qui tous étaient partis d'une question de pouvoir et avaient fini par dégénérer. Seul remède possible, selon Me Mazza : « Il faut réintroduire un dialogue collectif qui ne soit pas un cirque romain où, pour exister, chacun doit marcher sur la tête de l'autre. »

Anne Meunier, secrétaire générale du Syncass-Cdft, pouvait conclure ces débats rendus selon elle indispensables par « le

1. On notera qu'aucun des cas illustrés dans ce colloque ne concerne des cadres de direction maltraités ou harcelés par un médecin. Ce qui n'a bien sûr aucune valeur statistique.

nombre croissant d'appels de nos adhérents concernant cette pression en cascade, et à tous les niveaux, qui ne cesse de s'accentuer ».

« Notre rôle est de continuer à analyser et de dénoncer les politiques publiques insoutenables qui s'appliquent sans discontinuité depuis plus de dix ans. Faire autorité, ça s'apprend et ça s'évalue. Nous voulons proposer nos services au médiateur national Édouard Couty pour améliorer la médiation à laquelle nous aimerions avoir recours. Nous souhaitons disposer des outils pour préserver notre santé au travail. Que l'État employeur permette à ces personnes qui ont été atteintes dans leur dignité d'obtenir réparation… »

Le signal de SOS était clairement envoyé, restait à savoir s'il parviendrait jusqu'au navire amiral…

*

Bis repetita. Quatre mois plus tard, le 16 janvier 2018, le Syncass poussait un nouveau cri d'alarme suite à la publication du rapport du médiateur national sur le CHU de Grenoble[1]. Selon les termes employés par le syndicat, ce rapport révélait que « le drame humain survenu n'était pas sans lien avec son fonctionnement interne ». Le communiqué du syndicat était cette fois titré : « Tensions dans les établissements : et si la limite était atteinte ? » Une question dont la réponse paraissait déjà évidente au début de l'automne précédent mais, visiblement, le message n'avait pas encore été suffisamment pris en compte « en hauts lieux ».

Le communiqué syndical continuait de dénoncer « une course permanente à la productivité comme si nous étions dans un processus industriel », « une fuite en avant qui se traduit par la pression sur la masse salariale et les achats, et sur l'organisation des soins ». Mais

1. Lire le chapitre 3, « Le mort de trop. Le CHU de Grenoble au bord de l'implosion ».

aussi « des effets qui se reportent chaque année en cascade, entraînant une tension croissante, pour les directeurs, les responsables médicaux et soignants et les personnels. Peu à peu, l'exercice devient une mission impossible, poussant chacun à s'interroger sur le sens de son engagement. »

Omniprésente dans le cahier de doléances des médecins hospitaliers comme des personnels soignants, la question du sens, si fondamentale au sein d'un service public, était clairement soulevée.

Une fois de plus l'État employeur était interpellé par ses cadres dirigeants hospitaliers et leurs représentants : « Notre mission syndicale est de demander que l'État écoute les professionnels et respecte les directeurs, les médecins, les cadres, les personnels et les usagers. Cela passe par un langage de vérité, la révision des arbitrages impossibles et des relations entre les acteurs. »

Pourtant, selon le Syncass-Cfdt, des outils existent déjà, comme « la charte de l'éthique et de la responsabilité des directeurs de la fonction publique hospitalière » qui fut élaborée et négociée en 2016-2017 : « Cette charte longtemps portée par notre syndicat, constitue un outil collectif, dont le contenu a été négocié avec le ministère, pour promouvoir des principes équilibrés dans les rapports entre les acteurs de santé et les autorités publiques. Ils ont aussi vocation à être déployés en interne… »

Rendue publique le 2 juin 2017, cette « charte de l'éthique et de la responsabilité » gagnerait non seulement à être mieux connue mais aussi à être tout simplement respectée par les directeurs d'établissement. Elle contient en effet un ensemble de règles et de bonnes pratiques qui pourraient permettre, si ce n'est de régler tous les conflits, au moins d'en désamorcer l'immense majorité en évitant les dégâts humains que l'on connaît. On y parle de « respecter le droit » mais aussi de « respecter les personnes ». « La reconnaissance des individus au-delà de la fonction exercée, est-il écrit, implique que les rapports entre les personnes se fondent sur un comportement exemplaire bâti sur le respect mutuel, d'une part en luttant et en prévenant toute pratique discriminatoire et toute situation de harcèlement, et d'autre part en promouvant la bientraitance. » On ne peut être plus clair...

La charte demande aussi aux directeurs d'établissement de « respecter le droit d'expression » (« la liberté d'affirmer un point de vue au nom de l'intérêt général dans le cadre de l'établissement, en respectant le devoir de réserve et l'obligation de discrétion publique »), de « procéder aux signalements » (« le droit, autant que l'obligation, de signaler les dysfonctionnements qui entravent la qualité ou la continuité du fonctionnement du service public »), de « faire preuve d'impartialité » (« établir les faits avec discernement et mesure dans le respect du contradictoire ») et de « faire preuve d'exemplarité » (« établir des relations de confiance au sein de la communauté hospitalière et dans les relations avec les partenaires »).

Tout y est, non ? Cette charte, reconnaissons-le, comporte plus de principes de bon sens et d'évidences que d'innovations révolutionnaires dans le domaine des techniques de management. Ne suffirait-il pas de l'appliquer à la lettre, et avec un minimum de bienveillance, pour annihiler la plupart de ces conflits interpersonnels qui pourrissent la vie des établissements hospitaliers ?

Comme il est écrit plus loin dans ce même document : « Le management d'équipe éclairé et responsable repose sur des relations de travail fondées sur la confiance et le respect, la loyauté et la solidarité. »

À afficher d'urgence, et à tous les étages, dans les couloirs de tous les hôpitaux de France !

Chapitre 7

Des limites du droit d'expression…

SOS d'un directeur adjoint en détresse

Directeur adjoint d'un hôpital public de taille moyenne, P.R. a voulu dénoncer la façon dont il a été ostracisé puis moralement harcelé à l'arrivée d'un nouveau directeur dans son établissement. Parce qu'il ne voulait pas cautionner des décisions allant à l'encontre de l'intérêt de l'hôpital et des patients, parce qu'il essayait d'alerter sur la dégradation de la gestion de l'établissement, il a déplu et a été consciencieusement poussé vers la porte. Jusqu'au jour de son licenciement, brutal et vexatoire.

S'il a choisi de témoigner anonymement, c'est qu'il est encore actuellement en procédure avec ses anciens employeurs après son licenciement qu'il estime « sans cause réelle ni sérieuse ».

Je suis arrivé à ce poste de direction par un chemin inhabituel puisque j'ai été recruté par un chasseur de têtes et embauché comme contractuel en qualité de directeur adjoint.

Hélas, le directeur qui m'a recruté est parti dix-huit mois plus tard, nommé sur un autre poste dans l'ouest de la France. Je me suis retrouvé sous la responsabilité d'un nouveau directeur qui d'ailleurs avait été accusé de harcèlement dans son précédent poste. Quand il est arrivé, je lui ai communiqué un projet de service. Je n'ai eu aucune réponse de sa part sachant que je gérais tout de même un effectif de plus 400 salariés.

Deux mois plus tard, un de mes principaux collaborateurs m'informe de son départ. Il avait la responsabilité du contrôle de gestion. Un profil à haute valeur ajoutée. Je rencontre mon directeur pour envisager son remplacement. Je m'aperçois très vite qu'il veut en fait recruter en interne. J'en suis d'autant plus surpris qu'il n'y a pas de compétences équivalentes au sein de l'établissement. En fait, il veut recaser la secrétaire de direction qu'il a trouvée en arrivant. Dans un courrier, celle-ci m'alerte alors qu'elle n'a pas les compétences et ne saurait être tenue à une quelconque obligation de résultat ! La pauvre n'a pas la formation et les connaissances pour occuper ce poste… et elle en est bien consciente. Aussitôt, le directeur durcit le ton et me met la pression : « Si elle n'y arrive pas, je vous en tiendrai pour responsable ! » Je lui réponds que je ne suis pas d'accord et lui envoie un courrier pour lui spécifier que les conséquences de sa décision seraient « de son entière responsabilité ».

C'est ensuite le juriste de mon service qui nous quitte six mois plus tard. Même refrain : on ne recrute pas mais cette fois-ci, il supprime carrément le seul et unique poste de juriste sur l'ensemble du groupe !

Puis arrive un nouveau code des marchés publics. Aucun des clausiers dans nos procédures d'appels d'offres n'est à jour, ce qui fragilise l'établissement et l'expose à d'éventuels contentieux.

Les suppressions de poste s'accentuent au sein de ma direction et au terme de trois ans, je dois avoir réduit de plus de 25 % mes effectifs. Toutes les fonctions sont concernées, ce qui met clairement en difficulté les services de soins.

Début 2016, la loi Santé de Marisol Touraine crée les Groupes hospitaliers de territoire (GHT). Pour moi, c'est une bombe à retardement ! La recherche de synergies va conduire à des mouvements et des suppressions de personnels. Cela va aggraver encore plus le problème systémique qui est vraiment apparu avec la réforme de la gouvernance instaurée par la loi Bachelot.

Les mutualisations que cela implique (restauration, laboratoires d'analyse, etc.) génèrent beaucoup de stress au sein des personnels médicaux comme administratifs. Le contexte est très anxiogène.

Les synergies entre les sites ont pour objectif l'amélioration de productivité et la réduction des ETP (des équivalents plein-temps). La DRH doit mener des plans sociaux pour reclasser les personnes en sureffectifs, mettre fin aux contrats des non-titulaires et ne pas remplacer les départs à la retraite. Les repositionnements en interne obligent les agents à accepter de travailler sur d'autres sites, éloignés de leur domicile, et sur des postes pour lesquels ils n'ont pas forcément le bon profil.

Le problème, c'est qu'il n'y a aucun accompagnement de ces décisions, ce qui explique les tensions actuelles au sein du personnel hospitalier.

Un de mes autres collaborateurs décide également de quitter le groupe. Par souci d'économies, le poste d'ingénieur logistique a été remplacé par une ancienne directrice adjointe qui n'a pas les qualifications requises.

Tous ces départs pèsent dans mon quotidien et je me retrouve dans l'obligation d'assurer les missions qu'ils ne peuvent exercer. Ma charge de travail devient très difficile à gérer.

En parallèle, l'établissement choisit bientôt de faire migrer son système d'information vers un éditeur déjà présent sur un des sites du groupe. En tant que directeur adjoint, je fais part de mon expérience en termes de « maîtrise d'ouvrage » au sein de grandes entreprises publiques. Mes recommandations ne sont pas prises en compte malgré mes avertissements répétés et, hélas, tout ce que j'avais prédit se vérifie quelque temps plus tard : au bout de deux mois la migration ne s'est pas passée comme prévu. Impossible de savoir où se trouve tel ou tel patient, ni qui a été opéré ou qui a été facturé ou pas, etc.

Alors, à force de désaccords et de tels dysfonctionnements, la situation est devenue tendue avec mon directeur qui essaye de me rendre responsable de toutes ces galères et supporte de moins en moins que je lui dise que je ne suis pas d'accord avec ses choix.

En 2016, il présente une nouvelle organisation en comité de direction et là, je découvre, devant tout le monde, que certaines de mes fonctions sont attribuées à d'autres, dont certaines à mes propres collaborateurs…

Je lui demande un entretien et je me défends en lui disant qu'il s'agit d'une modification unilatérale de ma fiche de poste. Et là, il commence les intimidations, les humiliations (transfert de certains dossiers à mes collaborateurs, commentaires déplacés en réunion de direction, etc.) et les pressions pour me pousser à partir. Il me demande de finaliser certains dossiers sans pour autant me convier aux réunions concernées. Mes collaborateurs ont par ailleurs des consignes pour ne plus me transmettre d'informations.

Il tente alors une manœuvre acrobatique en me licenciant, moi, simple contractuel, pour nommer cette fois un titulaire de la fonction publique sur mon poste permanent (ce que les textes autorisent). En fait, au final, le poste ne sera pas remplacé et mes tâches seront réparties sur plusieurs de mes anciens collaborateurs.

Pour moi c'est un licenciement sans motif réel et sérieux et je le lui fais savoir. Très rapidement, les événements s'accélèrent. Sur la base d'un faux témoignage, il décide de me mettre à pied avec effet immédiat. Il m'accuse de tenir des propos qui dénigrent l'institution et d'avoir évoqué devant des collaborateurs des dossiers du comité de direction, sans préciser lesquels… C'est bien sûr totalement faux.

Ce jour-là, je dois prendre mes affaires personnelles, restituer mes clés de bureau, mon téléphone portable professionnel et mon badge d'accès au parking et quitter l'hôpital dans le quart d'heure ! C'est tellement humiliant d'être jeté ainsi, comme un malpropre, devant tout le monde et sans avoir pu s'expliquer auprès de ses collaborateurs.

Je vais alors aller déposer deux plaintes, une au pénal pour « harcèlement moral », l'autre au tribunal administratif contre la procédure de licenciement dont je fais l'objet. Hélas, la première sera classée sans suite par le procureur pour manque d'éléments de preuve suffisants. Parce qu'il faut prouver que vous avez été harcelé, ce qui est un comble… et se révèle très difficile pour celui qui est harcelé puis licencié tant les témoignages en interne s'avèrent délicats à obtenir vu les risques de représailles.

Au sein de notre établissement, il n'y avait pas de médecin du travail et il y avait plusieurs autres cas de harcèlement. Les partenaires sociaux avaient saisi l'inspection du travail et le ministère. Mais il n'y aura aucun rappel à l'ordre. Le directeur est seul maître à bord. Le bruit courait qu'il était protégé et qu'il pouvait tout se permettre…

Le médiateur national ? Je ne suis pas vraiment convaincu. Est-ce que ce n'est pas un alibi ? Et puis on est pris dans le piège du devoir de réserve qui gêne beaucoup notre défense. Mon directeur a fait en sorte de me museler…

Je pense aussi qu'il y a un vrai problème de remontées d'informations vers les autorités. L'information est filtrée et seul un petit groupe de personnes est autorisé à échanger avec elles. Les directeurs ne sont pas assez jugés sur leur management. Souvent après une affaire, ils sont confortés, alors ils se sentent intouchables puisqu'il n'y a jamais de sanctions.

Dans les affaires de harcèlement, il faut absolument que les directeurs d'hôpitaux soient jugés au pénal et non pas seulement au tribunal administratif.

Au quotidien, il y a aussi tous ces hommes et ces femmes qui n'osent pas engager une procédure par peur de perdre leur poste. Et puis tous ceux qui se retrouvent dans le viseur, qui sont ostracisés, brisés et qui partent ailleurs sans porter plainte ni même lancer d'alerte…

Si on ne met pas fin à l'impunité des harceleurs, si on n'envoie pas rapidement un signal fort à tous les personnels maltraités, je crains que la situation ne dégénère vraiment et que l'hôpital public ait bien du mal à s'en relever.

Chapitre 8

Et le droit dans tout ça ?

Christelle Mazza, une avocate en première ligne

L'entrée se fait par la rue de la Roquette dans le XIe arrondissement de Paris, le long des formes cubiques en verre et bronze de l'église Notre-Dame de l'Espérance, la bien-nommée. Au deuxième étage du centre social « Solidarité Roquette », une salle en demi-lune accueille en ce début d'automne 2017 une trentaine de membres de l'Association Jean-Louis Mégnien pour une « journée de sensibilisation aux questions juridiques concernant la maltraitance et le harcèlement au sein de l'hôpital public ». Le Pr Philippe Halimi accueille chacun d'un mot chaleureux. Pour beaucoup, le président de l'association, chef du service de radiologie de l'hôpital Georges-Pompidou, est un homme providentiel, presque un sauveur.

Face à l'assistance, Christelle Mazza, une avocate du barreau de Paris, spécialisée dans le droit de la fonction publique et plus précisément dans les questions de la souffrance au travail, du harcèlement moral et du suicide : « Très vite, j'ai été sensibilisée à ces thèmes qui touchaient au droit, à la philosophie du travail, à la notion de dignité humaine, nous explique-t-elle. Thèmes sur lesquels j'avais beaucoup réfléchi. Pour moi, il était inacceptable que dans le secteur public, on bafoue ainsi les valeurs républicaines ! »

Avec Me Mazza, tout est dans le combat, rien n'est dans l'esbroufe. Son cabinet de la rue de l'Aqueduc se trouve dans un secteur sans charme coincé entre la gare du Nord et la gare de l'Est. Loin des dorures du VIIIe arrondissement. Elle sait la lutte qu'elle a choisie inégale : elle et ses clients face à la puissance publique. Mais il en faut beaucoup plus pour l'intimider.

Major au concours d'entrée de l'École des avocats en 2004, Christelle Mazza a ensuite « beaucoup travaillé sur la sociologie des entreprises publiques comme la Poste, sur la question de la mutation de nos services publics » : « J'ai gagné pas mal de procès en défendant des postiers. Il y avait eu en 2002 le rapport Larcher sur le virage technologique que devait prendre la Poste, mais les personnels n'étaient pas assez pris en compte dans ce changement. Nous avions affaire à des profils de postiers qui avaient grandi avec la Poste et qui avaient des difficultés à endurer ces changements parfois brutaux… Tous les clients postiers que j'ai reçus dans ce cabinet avaient le même profil : une vraie vocation de service public et un fort attachement à leur entreprise ! »

Dans la salle, des médecins venus de la France entière, dont certains sont les correspondants régionaux de l'Association. La plupart souffrent ou ont souffert de maltraitance au sein de leur hôpital. Ils sont là avec plus de questions qu'il n'existe de réponses. Avides de comprendre comment eux, simples pots de terre, vont pouvoir s'en sortir face au pot de fer qui menace de les fracasser ou les a, pour certains, déjà réduits en morceaux. « On ne s'attaque pas à l'État employeur comme à un chef d'entreprise lambda, nous précisera Me Mazza quelques jours plus tard. D'ailleurs, il y a une crispation incroyable des directeurs d'hôpitaux dès qu'il y a un avocat qui entre dans la boucle, alors que nous pouvons leur être d'une aide précieuse dans les situations conflictuelles simples. »

*

Inlassable bretteuse, présente sur tous les fronts du conflit, Christelle Mazza était intervenue deux semaines plus tôt sur l'autre rive du fleuve, devant le « camp adverse » si l'on peut dire. Ce jour-là, pour le colloque organisé par le Syncass-Cfdt à Levallois-Perret, intitulé « Des relations difficiles au harcèlement moral, parlons-en[1] ! », elle était invitée lors d'une table ronde « Identifier et comprendre » aux côtés d'un philosophe et d'un sociologue du travail. L'avocate avait démarré par cette formule frappante : « Je me sens un peu comme un secouriste devant l'ouragan Irma ! L'ampleur de la souffrance est telle dans le milieu hospitalier… et nous sommes très peu d'avocats spécialisés pour y faire face… »

Reprenant un des items de la journée, la nécessité de réhabiliter les désaccords, elle avait tenu à préciser : « Bien sûr qu'il faut réhabiliter le désaccord, mais il y a quand même un principe dans la fonction publique : les directeurs sont liés par une organisation hiérarchique, pyramidale et légale. Il y a une notion qui est le devoir d'obéissance. Jusqu'où va l'obéissance hiérarchique ? On met beaucoup en avant la souffrance des personnels de santé qui est réelle, mais on pense peu aux managers qui pour la plupart sont pleins de bonne volonté mais sont soumis constitutionnellement aux politiques. Les ordres viennent d'audessus et certains cadres de direction sont pris entre le marteau et l'enclume. Ils doivent exécuter les ordres et constatent que les ordres ne sont pas toujours humains… » Pour elle, face à la

1. Lire chapitre 6, « Entre le marteau et l'enclume, les directeurs souffrent aussi ».

pression budgétaire, « les personnels de direction souffrent d'être en conflit de loyauté permanent ».

Selon Christelle Mazza, la maltraitance au travail au sein de l'hôpital, c'est un peu le choc des mondes : « C'est la vraie problématique à laquelle je suis confrontée dans mon travail au quotidien et devant les juridictions : comment appréhender la dimension psychologique de ces conflits qui ressort de la communication ou de la non-communication entre deux entités qui ne se comprennent pas et ne s'entendent pas ? »

Avec en toile de fond, et en facteur aggravant, une évolution inquiétante du monde du travail dans son ensemble : « Il y a un très bel article dans le Code du travail, qui relève presque de la philosophie du travail, c'est l'article L4121-2 qui concerne la prévention du risque psychosocial. Cet article stipule que l'on tente d'adapter le travail à l'homme et pas l'homme au travail. Or aujourd'hui, on est bien souvent dans un carcan qui fait qu'on tente d'adapter l'homme au travail… »

D'où ces frictions, ces passages en force qui se muent si souvent en conflits, en souffrance au travail, parfois en maltraitance institutionnelle voire en stratégie de harcèlement.

*

Retour rue de la Roquette devant les membres de l'Association Mégnien. Dans une ambiance parfois électrique, mélange instable d'angoisse, de souffrance et d'espérance. Christelle Mazza explique aux médecins présents, dont certains seront en Région les premiers interlocuteurs de médecins eux-mêmes en souffrance, que le temps est un facteur essentiel : « J'interviens la plupart du temps sur des incendies graves. Malheureusement, on vient souvent me voir trop tard… Après avoir alerté la direction, les confrères, l'ARS, l'IGAS, jusqu'au ministère de la Santé ou la présidence de la République. Et ça, c'est très mauvais en termes de stratégie procédurale. L'institution n'est souvent d'aucun secours et l'agent va rester longtemps sans aucune réponse. C'est à mon avis le rôle d'une association de remplir ce vide pour tâcher de donner les bons conseils sur les premières réactions à avoir. »

Première urgence, ne pas rester seul face à son désarroi : « Avec le harcèlement moral, on peut avoir une situation traumatique avec ressassement ou une situation dépressive. C'est l'identité de la personne qui est visée. Il est vital de s'adresser à des tiers, à un psychiatre, à un avocat… »

Car Me Mazza ne le cache à personne, le bras de fer est souvent violent et déséquilibré entre un directeur d'hôpital et un médecin, aussi éminent et puissant soit-il au sein de son établissement : « L'état-major, c'est le ministère et les directeurs sont les soldats. Les médecins s'inscrivent dans ce mille-feuilles administratif. Il faut le savoir : quand on s'attaque au management de la fonction publique, on s'attaque à l'État. »

Comme le précise aussitôt Philippe Halimi : « 95 % du pouvoir est du côté du directeur car le président de la CME[1] se rend vite compte où est son intérêt personnel et il préfère souvent assurer sa tranquillité en se rangeant du côté de la direction. On se retrouve alors face à un mur. »

Forte de ses observations et du récent colloque du Syncass, Me Mazza tient à cet instant à recentrer le débat : « Oui, *in fine*, ce sont les directeurs qui prennent les décisions. Mais attention, il y a aussi des hôpitaux où ce sont des cadres de direction qui sont en souffrance. Ils ne sont pas d'accord éthiquement mais sont obligés de mettre en œuvre certaines choses. Ils ne supportent pas de voir des gens s'écrouler dans leurs services faute de moyens, par exemple… »

1. Commission médicale d'établissement.

C'est hélas ce qui ressort d'une analyse mesurée et impartiale de la situation au sein de l'hôpital public, les tensions sont extrêmes, les luttes implacables et les victimes nombreuses des deux côtés : « L'hôpital est un lieu de pouvoir comme il y en a peu. Souvent on s'attaque, sans le savoir, à des réseaux qui peuvent être pervers et cruels. On voit ça aussi chez les avocats, dans les grandes entreprises, dans les principaux lieux de pouvoir et d'influence… Or, quand on retire son métier à un PU-PH, on le tue. Cela représente tellement de sacrifices et d'années de travail pour lui… »

Ce tableau sombre mais réaliste parle à tous les médecins présents dans la salle dont la plupart se sont, à un moment donné, retrouvés bien seuls avec leur souffrance : « La lâcheté est un défaut majeur dans les affaires de harcèlement, poursuit Christelle Mazza. Or, la meilleure réponse est le courage, d'où l'importance de ne pas rester seul, l'importance du collectif et d'une association comme la vôtre… »

Souvent cette sensation de solitude ne sera réellement brisée qu'une fois dans le cabinet d'un avocat spécialisé capable dans un premier temps d'écouter la personne en souffrance : « Pour moi, la difficulté au début face à un client est de savoir exactement ce que vit cette personne. Comprendre finement la situation. En tant qu'avocat, si on est très touché par ce que nous raconte un client, l'émotionnel prend le dessus, on est même dans le passionnel. Or, la justice ne travaille ni dans la vitesse ni dans l'émotionnel. Je dois arriver à bien comprendre et à bien orienter la personne. Éviter par exemple de partir sur du harcèlement quand il n'y en a pas. Il est clair qu'un employeur doit veiller à protéger ses employés face au changement. La souffrance au travail est le terme général. Ça inclut les risques psychosociaux comme l'exposition excessive au stress dans les cas de changements importants. Quelqu'un peut très bien être en souffrance au travail sans qu'il y ait de harcèlement moral interpersonnel mais une maltraitance institutionnelle liée à l'organisation, à ses mutations. »

D'où l'importance de bien qualifier les faits et le type de préjudice avant de se présenter devant les juges du tribunal administratif voire au pénal : « Aujourd'hui, il y a un engorgement des tribunaux avec ce genre de dossiers et je peux vous dire que les juges n'en peuvent plus d'entendre parler de harcèlement, ce qui hélas banalise le mal. Je m'adresse aux médecins présents qui sont correspondants régionaux de l'Association. Quand le Code du travail (pour les salariés) et la loi statutaire (pour les agents publics) évoquent le harcèlement moral, ils parlent d'agissements répétés ; le Code pénal modifié de "propos et comportements répétés". Ces propos auraient pour objet ou pour effet de dégrader les conditions de travail. Il est question de "préjudice éventuel", c'est-à-dire que ça pourrait avoir un effet sur la santé, la carrière et/ou la dignité. Le texte est assez large, la notion vraiment importante est celle de la répétition. »

Soucieuse de frapper les esprits, l'avocate illustre son propos : « Pour créer de nouvelles molécules d'antidépresseurs dans les labos, on soumet des souris à des chocs électriques répétés. Le harcèlement moral, c'est ça ! Souvent l'isolement, la mise au placard peuvent être insidieux, on se sent acculé mais il faut pouvoir le démontrer et avoir gardé des preuves comme des mails, des courriers, des témoignages, des conversations devant témoins, etc. »

Viennent ensuite les conseils stratégiques pour construire une défense raisonnable et efficace : « À un moment, dans ce type de procédures, alors qu'il y a clairement une crise majeure du management au sein de l'hôpital public, il faut choisir ses combats et accepter la situation. Sinon on court le risque de s'épuiser. Certes, le harcèlement moral est un délit pour lequel on encourt deux ans de prison et 30 000 euros d'amende.

Mais aujourd'hui, en dehors des atteintes graves (suicides, tentatives de suicide, agressions), il est très difficile d'obtenir des poursuites au pénal. Et, hélas, il faut désormais compter deux ans pour obtenir une audience devant le tribunal administratif de Paris et parfois trois ou quatre ans dans certaines régions… »

Un long parcours du combattant dont l'issue peut s'avérer très frustrante pour le plaignant : « Devant le tribunal administratif, on ne poursuit pas les personnes physiques, on se retrouve face à l'institution. Qui, lorsqu'elle est condamnée, pourrait poursuivre les personnes fautives au sein de ses services… mais ne le fait jamais ! »

De quoi susciter et entretenir ce sentiment d'impunité : selon de nombreux médecins confrontés au mal, les harceleurs ou les maltraitants s'en sortent trop souvent sans dommages…

À cet instant, Philippe Halimi choisit d'intervenir pour rappeler qu'au quotidien et dans de nombreux hôpitaux, petits et grands, ce sont aussi les patients qui subissent les conséquences plus ou moins visibles du malaise hospitalier : « Une étude récente démontre qu'à pathologies comparables, il y a une mortalité plus importante dans un établissement où il y a une grande souffrance au travail. Ce phénomène a un impact majeur sur la prise en charge des patients, avec une mise en danger évidente. Il est inimaginable que le droit ne prenne pas ça en compte un jour ! »

Hélas, précise aussitôt Christelle Mazza, les choses ne sont pas si simples : « La difficulté, c'est qu'en termes d'intérêt général, on est sur la qualité des soins, sur la notion de politique de santé. Le droit ne peut pas s'emparer de cette sphère-là. En effet, comment démontrer de façon irréfutable que la politique de santé publique augmente la mortalité dans l'hôpital public ? Et surtout, comment le faire condamner ? »

*

Après une pause-déjeuner lors de laquelle chacun a une histoire plus terrible que la précédente à raconter sur ce qui se passe dans les services de son hôpital, les échanges reprennent. Il s'agit désormais d'une session de formation réservée aux seuls correspondants régionaux et Christelle Mazza tente d'alerter ceux-ci sur les principaux pièges à éviter dans ce domaine si accidenté de la psychologie humaine : « Quand vous êtes contactés par un médecin ou un soignant en souffrance, méfiez-vous des manipulateurs potentiels ! Regardez le parcours de la personne, le faisceau d'indices, le profil de carrière, si elle a déjà eu des problèmes comparables dans le passé. Tentez une première évaluation de son état de santé mentale. Le niveau de détresse, le sentiment de culpabilité. Il faut dans un premier temps évacuer le risque suicidaire. Surtout, calmez le passionnel quand vous recevez l'alerte. Un agent qui aura enlisé le conflit en alertant trop de monde va desservir son propre dossier. En fait, il faudrait recevoir les gens en compagnie d'un psychiatre. Pour les personnes en souffrance au travail, le seul droit ne suffit pas. Il y a tout un travail de deuil à faire, ça ne veut pas dire renoncement mais acceptation. Le travail d'acceptation est essentiel. »

Autre avertissement essentiel selon l'avocate : « Expliquez bien à ceux qui vous sollicitent qu'il est très important de ne pas se défendre tout seul. Tout comme on ne fait pas d'automédication, il ne faut pas faire d'autodéfense. L'hôpital est un milieu complexe et très politique où il y a beaucoup d'enjeux de pouvoir et des réseaux puissants et il faut absolument prendre les conseils d'un avocat de droit public. Même si nous sommes très peu de spécialistes en droit de la fonction publique et que cela devient difficile pour nous d'absorber tous ces contentieux. »

Avec ce paradoxe terrible que l'entrée en lice d'un avocat va à la fois rassurer et protéger le plaignant mais compliquer son dialogue avec l'institution : « C'est presque à chaque fois le même processus. Dès que l'hôpital sait qu'il y a un avocat dans la boucle, le dialogue est rompu. La politique de l'administration est : "Surtout pas de vagues !" C'est pour cela qu'il vaut mieux travailler le plus longtemps possible en sous-marin. Mais je le répète : batailler tout seul ne sert à rien. Vous allez vous épuiser et vous user en courant le risque de la dépression. »

Suivent d'autres conseils pratiques et stratégiques plus faciles à énoncer qu'à appliquer selon certains médecins présents : « À chaque envie d'écrire, prenez votre stylo avec terreur. Si on veut écrire au directeur de l'hôpital, on doit se faire aider. Quand il y a beaucoup de souffrance, il y a souvent peu d'objectivité. Parfois vous allez écrire vingt pages que le directeur ne lira même pas. Ne l'envoyez pas, car vous donnez des bâtons pour vous faire battre. Vous aurez montré vos fragilités, votre humanité… Tout ce que vous allez écrire pourra être retenu contre vous. »

Et le risque sera pire encore en cas de médiatisation, l'affront suprême au regard de l'administration qui ne supporte pas qu'on tente de mettre son conflit sur la place publique : « Si vous médiatisez votre affaire dans la presse ou sur les réseaux sociaux, évitez surtout toute mise en cause personnelle. Respectez votre obligation de réserve. Il y a maintenant des services dans certains hôpitaux qui surveillent tout ce qui circule sur l'institution sur Twitter, etc. »

Mais « Que faire alors ? » demande dans la salle une voix un peu découragée : « Il faut mettre au point une stratégie de défense, qui oscille entre alertes internes et recours gracieux. Je pense qu'il faut quand même tenter la médiation interne de l'hôpital. "La pompe à brouillard" comme on l'avait surnommée à la Poste. En 2012, il y avait eu le rapport Kaspar suite aux premiers suicides et rien n'avait changé. Quoi qu'on en pense, il faut la tenter même si on sait que l'institution se défendra toujours contre l'agent fauteur de troubles. La médiation interne, c'est parfois un jeu de dupes terrible qui peut durer dix minutes. On voit vite que l'institution a choisi son camp, le sien. Il y a des agents qui sortent de ces réunions complètement esseulés… Mais je pense tout de même qu'il faut explorer cette voie. »

*

C'est alors que la discussion arrive sur un sujet qui divise, presque « le sujet qui fâche » : la médiation nationale, dirigée par Édouard Couty[1], source de réels espoirs pour certains, miroir aux alouettes pour d'autres. D'emblée, Christelle Mazza ne cache pas son scepticisme : « Je trouve la médiation nationale très opaque. Il y a des tas de dossiers pour lesquels je n'ai pas reçu de réponse… »

Philippe Halimi qui travaille en bonne intelligence avec le médiateur national marque aussitôt sa désapprobation : « On ne peut pas dire ça… »

Ce qui ne dévie guère l'avocate de son propos : « Ça me fait penser à un comité des pairs avec des directeurs et des médecins. Mais il n'y a pas de textes de procédure. Je suis désolée, mais ça reste politique pour le moment. Je sens une discrimination sur la façon dont je suis accueillie… »

Autre source de litige, les retours de médecins attestant que les envoyés spéciaux du médiateur national leur demandent bien souvent d'arrêter leur procédure administrative pour « faciliter les choses » : « Ce qui me pose un problème éthique, reprend Christelle Mazza, c'est qu'on ne peut pas demander à

1. Lire chapitre 9, « Édouard Couty, médiateur national, seul face au tsunami ».

quelqu'un de quitter son poste, de s'asseoir sur sa dignité sans avoir traité le problème de fond. Donc, je ne conseille pas à mes clients d'abandonner les procédures ! On veut faire taire la vindicte et on essaye ainsi d'étouffer les affaires… »

Philippe Halimi reprend alors son plaidoyer : « On peut suspendre la procédure au tribunal administratif mais pas au pénal. Il y a des gens qui étaient dans des situations épouvantables et empêchés de travailler et que la médiation a aidés. La médiation nationale, c'est un peu l'ouvre-boîte qui permet en quelques coups de fil de régler des situations. Les directeurs d'hôpitaux n'aiment pas résister à Édouard Couty. Ils craignent que cela ne soit pas bon pour leur carrière… »

S'élève du fond de la salle la voix d'une femme médecin, très remontée : « Moi, j'ai cinq ans de procédure dans le dos et j'ai gagné ! Si on abandonne les procédures, on va être exfiltré par l'intervention divine de M. Couty qui, tel Louis XIV, va claquer des doigts. Et rien ne sera réglé sur le fond. On va exfiltrer le gêneur et hop ! »

Un avis que partage l'avocate, même si elle l'exprime avec plus de diplomatie : « On ne peut pas demander aux gens de suspendre leurs procédures, c'est inadmissible. Ou alors juste le temps que la direction de l'hôpital se prononce. Mais si le harceleur est impuni dans le même temps, ce n'est pas acceptable. On ne peut pas juste déplacer les gens d'un hôpital à un autre pour diminuer les risques pour leur santé. Des gens meurent psychologiquement ou physiquement, ils ont des syndromes post-traumatiques qui ne passent jamais. Je vois des gens s'écrouler dans mon bureau. »

Une double charge qui incite Philippe Halimi à mieux plaider encore la cause d'une médiation nationale créée sans décrets et sans moyens par la ministre de la Santé de l'époque Marisol Touraine : « En janvier 2017, la médiation n'existait pas. Oui, le but est que ça aille plus vite et on attend encore les décrets… Mais Édouard Couty a eu le mérite de travailler sans texte et sans moyens. Il est presque tout seul avec une secrétaire à temps partiel. Il ne peut pas tout faire… »

Impatiente que le texte de décret soit publié et que la procédure soit enfin transparente, Christelle Mazza accepte alors d'entrouvrir la porte : « Le choix des dossiers qu'on prend en compte ne peut pas se faire à la tête du client ! Il faut un accès équitable à tous et un traitement équitable de tous les dossiers dans des procédures encadrées. On ne peut continuer sur un principe de fait du prince. Alors, OK pour une méditation nationale mais, dans ce cas, qu'ils prennent tous les dossiers et pour tous les personnels de santé, avec des garanties sur le fonctionnement procédural. »

Parce qu'elle craint pour ses clients l'effet-retard de cruelles désillusions, Christelle Mazza ne supporte pas l'idée que la médiation nationale puisse être un mirage. À la fois un alibi pour l'institution et un attrape-couillon pour les personnels de santé maltraités : « Ce qui me fend le cœur c'est que les problèmes à la Poste datent de plusieurs années et que les suicides continuent. Il y a des *process* qui sont mis en place et qui sont de plus en plus pervers. C'est le principe du “pompier pyromane”. Nous sommes dans une stratégie de communication : on fait croire aux gens que l'on met en place des procédures ou des institutions pour régler les situations mais concrètement, il ne se passe rien. Et comme dans le même temps, la justice, elle aussi, est très en souffrance. En sous-effectif et en manque de reconnaissance… Alors, certes, la médiation peut être une façon de privatiser la justice pour désengorger les tribunaux mais dans ce cas-là, on n'a plus ni le respect des droits ni la neutralité… »

En découvrant le secteur hospitalier, l'avocate avait pu constater que tout, luttes de pouvoirs et règlements de comptes, y était décuplé. Le climat délétère de ces dernières années n'a fait qu'assombrir son constat : « L'hôpital est un monde clos qui a ses propres règles, nous expliquera-t-elle quelques semaines plus tard dans son cabinet de la rue de l'Aqueduc. Plus on monte dans la hiérarchie, plus c'est violent. On constate parfois des comportements machiavéliques. Avec des gens qui pensent avoir droit de vie ou de mort sur les autres. Ce qui est très inquiétant, c'est la perversité et les manipulations très graves que l'on voit dans certains dossiers. Alors oui, disons-le, il y a souvent une collusion entre le directeur de l'hôpital, le président de la CME et certains chefs de service. Dans certains hôpitaux, il n'y a plus de fonctionnement démocratique. Et croyez-moi, certains s'en foutent de la souffrance au travail. Leur seule hantise, c'est le suicide. Ils ont peur de la publicité ! »

Heureusement, en ce début d'année 2018, la pression s'accentue sur les épaules des maltraitants, les prises de position politiques s'infléchissent sous le poids de l'actualité et certains vents sont de toute évidence en train de tourner.

Pourra-t-on bientôt se féliciter que dans ce domaine, comme c'est arrivé à l'automne dernier dans celui du harcèlement sexuel, la peur se décide enfin à changer de camp ?

Chapitre 9

Édouard Couty, médiateur national

Seul face au tsunami

L'expérience et le parcours d'Édouard Couty sont à la fois sa plus grande force et sa principale faiblesse. Ancien directeur de l'hôpital Saint-Louis à Paris puis directeur général du CHU de Strasbourg, il fut conseiller au sein du cabinet de Claude Évin au ministère de la Santé, puis directeur de l'hospitalisation et de l'organisation des soins au sein du même ministère avant de terminer sa carrière comme conseiller maître à la Cour des comptes entre 2005 et 2013[1].

À 71 ans, le médiateur national se présente lui-même comme « un vieux dinosaure, défenseur du service public hospitalier institué en 1970 par la loi Boulin ». Il n'a pas hésité à reprendre du service en janvier 2017 quand il a été pressenti par Marisol Touraine pour occuper ce poste de paratonnerre, baptisé « médiateur national dans le cadre de la stratégie

1. Édouard Couty est diplômé de l'École nationale de la Santé publique (1973-1975), de Sciences-Po-Lyon et de l'ISA de Jouy-en-Josas en gestion financière et stratégie (1987-1988). Il a également été directeur adjoint à l'hôpital d'Arles et directeur de l'hôpital de Châlons-en-Champagne.

nationale d'amélioration de la qualité de vie au travail des professionnels de santé ».

Un vrai parcours de (bon) serviteur de l'État. De quoi connaître par cœur la fonction publique hospitalière, disposer d'un carnet d'adresses bien rebondi et d'une influence certaine dans les hautes sphères. Voilà pour les atouts du médiateur national. Mais il y a aussi le revers de toutes ces médailles : comment, avec un tel curriculum vitae, échapper à l'étiquette de « faux nez » du ministère, d'alibi et de bonne conscience du pouvoir politique dans une crise qui semble le dépasser ? Les critiques sont nombreuses et la défiance est parfois forte dans les rangs des médecins hospitaliers[1]. « Oui, je sais ce qui se dit. Certains peuvent penser que je suis du côté du ministère… En même temps, cette casquette-là, je ne peux pas la nier. Dans les dossiers que je gère, certaines personnes sont en grande difficulté psychologique et parfois ils se méfient de tout et de tout le monde… » Mais lui l'affirme haut et fort, même si quelques apparences sont contre lui, il est et doit être « un homme indépendant » : « Oui, je suis nommé par la ministre mais pas question que le médiateur soit dépendant d'une ARS ou d'un hôpital. Je dois être d'une neutralité absolue, être impartial et respecter la confidentialité des dossiers qui me sont confiés. Le médiateur n'est ni un juge ni un procureur ! »

Dans les 15 m² de son modeste bureau situé au deuxième étage du ministère de la Santé avenue Duquesne et prêté par la DGOS[2], Édouard Couty n'ignore rien du malaise qui existe et de la colère qui gronde. Tout comme il sait que, depuis la création de ce poste de médiateur national, il est souvent bien

1. Lire chapitre 8, « Et le droit dans tout ça ? Christelle Mazza, une avocate en première ligne ».

2. Direction générale de l'offre de soins.

seul face au tsunami. Avec une secrétaire et un rédacteur, tous deux à temps partiel, il peut tout juste bricoler quelques digues à la va-vite au moment où des vagues de quinze mètres menacent le secteur hospitalier partout à travers la France.

Alors que l'intersyndicale des praticiens hospitaliers (APH) réclame un « Grenelle de l'hôpital » sur la question de la souffrance au travail, que certains syndicats de cadres de direction demandent à l'État employeur d'intervenir d'urgence[1], alors que le hashtag #balancetonhosto se propage sur Twitter, Édouard Couty ne pratique pas le déni quand il évoque l'ampleur de la crise actuelle. Même s'il emprunte quelques termes très diplomatiques : « Je pense que oui, l'année 2018 sera décisive ! Et que la ministre en a tout à fait conscience… »

Dans une interview au quotidien *Libération* le 11 décembre 2017, Agnès Buzyn, la ministre des Solidarités et de la Santé, ne cachait pas l'urgence d'un changement de cap : « On réduit souvent le problème à des questions financières et budgétaires. Parfois, ce sont des choix stratégiques et organisationnels qu'il faut faire. Sur la santé et l'hôpital, je ne dis pas qu'il n'y a pas besoin d'argent, mais nous sommes arrivés au bout d'une histoire et d'un système. Par exemple, avec la tarification à l'activité, la T2A : ce système a fait croire à l'hôpital public qu'il devait se concentrer sur des activités rentables, qu'il devait se sentir une âme d'entreprise… » « L'hôpital n'est donc pas une entreprise ? » lui demandait alors le journaliste Éric Favereau. « Non. Cela ne veut pas dire qu'il ne doit pas faire attention à ses budgets, mais l'hôpital apporte aussi autre chose, en termes de service public, d'accueil, de compétence. Nous avons risqué de faire perdre le sens de la mission de l'hôpital aux équipes en leur faisant croire qu'elles ne devaient faire que de la rentabilité.

1. Lire le chapitre 6, « Entre le marteau et l'enclume, les directeurs souffrent aussi ».

Les équipes hospitalières ont été malheureuses de ce virage. Et cette logique est arrivée à son terme. »

Le message était limpide et l'acte de décès de la T2A quasiment officialisé. Reste à décider par quel système de financement elle sera remplacée… Et à apercevoir les prémices de ce « Plan Hôpital » qu'Agnès Buzyn laisse augurer et que toutes les parties réclament désormais à cor et à cri.

Huit jours plus tard, la ministre de la Santé était interpellée à l'Assemblée nationale par le député LREM de l'Isère, Olivier Véran, au sujet de la situation au CHU de Grenoble et du suicide début novembre 2017 d'un jeune neurochirurgien[1]. Pour elle qui ne fait pas mystère d'avoir personnellement subi des maltraitances lors de sa carrière hospitalière en tant qu'hématologue, l'occasion était belle de rappeler son « engagement contre toute forme de harcèlement à l'hôpital » en précisant qu'elle « n'accepterait plus que des personnes harcelées soient obligées d'abandonner leur poste ». Avant d'envoyer un message clair – et visiblement urgent – à tous les personnels hospitaliers : « Je porte une attention particulière à ce que le management, qui se focalise parfois sur la gestion économique et financière de nos hôpitaux, soit bienveillant et soit vigilant à l'humain, face à des équipes soignantes en très grande tension ! »

Bientôt la ministre joignait un premier acte symbolique à ces paroles fortes puisque, le 8 janvier dernier, elle rendait public le rapport du médiateur national sur « la situation du CHU de Grenoble ». Issu de trois jours passés sur place en novembre et d'une trentaine d'entretiens, ce rapport, qui contient de nombreuses observations et recommandations, est assez sévère pour la gouvernance de l'hôpital. Dans sa conclusion, le médiateur « préconise [pour celle-ci] un solide accompagnement extérieur

1. Lire le chapitre 3, « Le mort de trop, le CHU de Grenoble au bord de l'implosion ».

pour élaborer et proposer un plan d'action global et pour engager et conduire les changements nécessaires ». L'histoire ne dit pas si le « solide accompagnement » ressemblera un jour prochain à l'arrivée d'une nouvelle direction à la tête du CHU de Grenoble mais on peut l'imaginer…

*

Malheureusement le temps politique, et notamment celui des très grands ministères, n'est pas toujours celui de la société humaine. Nommé le 10 janvier 2017 par la ministre Marisol Touraine, conforté en août 2017 par la ministre Agnès Buzyn, Édouard Couty attend toujours, quinze mois après son intronisation, des moyens dignes de sa périlleuse mission.

Sans surprise cependant tant il est rodé aux rouages si complexes de l'État français : « En avril 2017, Marisol Touraine a validé toutes les préconisations de mon rapport et neuf mois plus tard, le projet de décret est enfin finalisé. Il va être soumis à la concertation avant de passer devant le Conseil d'État. Je mise sur une publication durant l'été 2018. Pour la mise en place officielle des échelons régionaux et de la commission de médiation dans les Régions, j'envisage l'automne suivant. Le système devrait être opérationnel début 2019. »

Il est vrai que ce décret doit instaurer un premier et indispensable échelon de médiation interrégional ou régional avec des commissions interdisciplinaires (médecins, administratifs, infirmiers), préciser les règles de saisine du médiateur (par les personnes concernées, par l'ARS, par l'hôpital) et le temps de l'instruction. Il faudra aussi former des médiateurs nommés sur proposition du médiateur national et publier une « charte de la médiation à l'hôpital public ». Édouard Couty tient beaucoup à ce que soient écrits noir sur blanc « les grands principes » à respecter lors d'un processus de médiation digne de ce nom, comme l'indépendance, la neutralité et la confidentialité.

Pour ce qui est de moyens supplémentaires, le médiateur est parvenu à aller un peu plus vite que la musique réglementaire : « Je viens juste d'obtenir en début d'année un poste de médecin à plein temps et j'ai demandé à recruter quelqu'un déjà formé à la médiation. Ensuite, quand le réseau régional sera mis en place, j'aurai besoin d'un poste de directeur également formé à la médiation. Parce que là, nous devrons animer le réseau, rendre compte à la ministre, être instance de recours, rédiger et veiller à la bonne application de la future charte, etc. »

*

Jusque-là stoïque et humble, Édouard Couty devra continuer de vivre avec les reproches parfois vifs qui sont faits à sa médiation nationale. Mais le vieux dinosaure étant aussi un vieux renard, il a (quasiment) réponse à tout.

Un nombre réduit de dossiers traités et des modalités de choix peu transparentes ? « Le petit nombre de dossiers que j'ai pu prendre jusqu'à aujourd'hui, environ une cinquantaine pour toute la France, je ne m'en satisfais pas [1]. Mais il faut être lucide sur les moyens limités dont je dispose encore à ce jour. Je fais en sorte de prendre en charge tous les dossiers qui m'arrivent par le cabinet de la ministre, l'Association Jean-Louis Mégnien, le CNG, les ARS, les établissements hospitaliers ou les intéressés eux-mêmes… »

Les médiations qui se terminent le plus souvent par l'exfiltration de la personne maltraitée sans que soit traité le problème de fond au sein de l'hôpital concerné ? Sur ce thème, le médiateur

1. Invité lors de la première journée scientifique de l'association Jean-Louis Mégnien le 16 février dernier à faire le bilan de sa première année d'activité, Édouard Couty a expliqué qu'il avait enregistré cinquante-trois dossiers dont trente-huit sont encore en cours de traitement, quatre ont abouti à un contrat de médiation signé et six ont pu être réglés en amont.

ne peut que s'incliner devant la réalité actuelle des compromis trouvés : « Ce n'est pas systématique… Et il arrive aussi que les deux quittent l'hôpital. Le problème, c'est que dans ces conflits personne n'est tout blanc et personne n'est tout noir. Il y a toujours des responsabilités partagées. Il y a tellement de cas de figure différents sur l'origine des conflits. Mais je le dis clairement : il ne faut pas que ce soit systématiquement la personne maltraitée qui quitte les lieux suite à la médiation. »

D'autres détracteurs de la médiation nationale déplorent que les maltraitants ou les harceleurs bénéficient régulièrement d'une forme d'impunité, y compris après que la justice administrative a tranché en leur défaveur : « Quand un plaignant gagne au tribunal administratif, c'est l'hôpital qui perd contre une personne. Comment et sur quelles bases ensuite sanctionner une personne en particulier au sein de l'établissement ? Au pénal, c'est différent. Quand le docteur A a attaqué le docteur B pour harcèlement, si le docteur B est condamné, il y aura alors une procédure disciplinaire enclenchée par le CNG. »

L'une des missions les plus ardues qui attend Édouard Couty est de se montrer inflexible sur le service après-vente. Lui qui n'est « ni un juge ni un procureur » sait que le risque que les préconisations de la médiation nationale restent lettre morte existe bel et bien : « C'est pour cela que la médiation doit être clairement contractualisée et signée par les parties. Et nous ferons une évaluation de la situation à six mois. Mais ensuite, si nous découvrons que le contrat de médiation n'a pas été respecté, je ne pourrai que le signaler au ministère ou à l'ARS. Une des principales difficultés que nous rencontrons est que la médiation n'est pas du tout dans la culture de l'hôpital. Ce milieu est plus dans l'affrontement… »

Alors, pour arriver le plus souvent possible jusqu'à l'apaisement dans un milieu aussi va-t-en-guerre, le Casque bleu Couty a dû concevoir un dispositif plutôt sophistiqué : « Sur un plan méthodologique, nous avons innové avec une approche pragmatique qui s'avère efficace. Un comité des pairs composé de médecins et de quelques directeurs se réunit régulièrement à Paris pour examiner, après accord des intéressés, les dossiers qui pourraient faire l'objet d'une médiation. J'envoie ensuite sur place deux membres de ce comité, qui vont passer du temps dans l'établissement, écouter ceux qui le souhaitent et rechercher des pistes de compromis avant de revenir exposer leurs conclusions devant le comité. C'est ensuite que j'interviens pour préparer, discuter et faire signer un contrat de médiation qui stipulera les dispositions qui recueillent l'accord de toutes les parties. Je sens quand mon avis est accepté, légitime et qu'il sera respecté. Si je constate que les conditions d'un accord ne sont pas réunies après un temps d'échanges bilatéraux puis multilatéraux, alors la médiation s'arrête… »

Mais jusqu'où peut-on aller pour favoriser la mise en place d'une médiation ? Peut-on, comme le rapportent plusieurs témoins, demander aux personnes en difficulté d'arrêter de « faire du bruit » et de ne plus communiquer sur leur conflit ? Le médiateur ne nie pas que la question puisse se poser mais dans des termes un peu différents : « C'est plus compliqué et plus précis que ça. À un moment, pour qu'une médiation ait une chance d'aboutir et de fonctionner ensuite, il faut créer certaines conditions, que les choses s'apaisent un peu pour qu'on arrive à trouver un compromis. S'il y a un trop grand battage médiatique ou une agitation dans l'hôpital lui-même, les conditions ne sont pas réunies. »

Et ces médecins qui racontent que les envoyés spéciaux du médiateur leur ont suggéré de suspendre leur procédure devant le tribunal administratif pour que la médiation puisse s'enclencher ? « *Fake news* ! » s'indigne Édouard Couty pour lequel « la médiation n'est pas un marchandage » : « Je n'ai jamais posé comme condition qu'on arrête les procédures en cours. Je n'ai jamais dit ça ! Après, lors des discussions, il peut arriver dans le cadre de la médiation qu'on suggère à la personne de suspendre ses actions devant le tribunal administratif ou le conseil de l'ordre. Parce que nous estimons que ce geste faciliterait une solution acceptée par tous. Et encore, ce n'est pas systématique. Si nous proposons le retrait des procédures, c'est qu'il y a vraiment une avancée. »

*

Quand on demande au vieux dinosaure de l'avenue Duquesne d'expliquer pourquoi les conflits se multiplient ainsi depuis quelques années dans le milieu hospitalier, il voit trois raisons principales. La première tient au profil psychologique de la plupart des médecins hospitaliers : « Il faut savoir que l'individualisme est dans les gènes des docteurs. C'est dû à leur formation initiale, et surtout à la relation fondamentale médecin-malade. C'est aussi lié au mode de sélection très sévère auquel sont soumis les médecins, à la compétition permanente qu'ils doivent vivre et enfin à l'absence d'apprentissage du travail en équipe. Or à l'hôpital, il faut travailler en équipe, avec des équipes pluridisciplinaires et pluri-professionnelles ! »

Même s'il les fréquente depuis plus de quarante ans, il arrive encore au médiateur d'être surpris par la violence de certains conflits entre médecins : « 98 % des dossiers qui sont dans mon armoire ont pour origine des bagarres entre médecins pour des questions de rivalités professionnelles, de pouvoir, de conception de l'organisation d'un service, de stratégie thérapeutique, etc. En général, les torts sont partagés. Ce sont des problèmes de relations humaines, de respect mutuel avec parfois un très haut niveau de violence. Ça prend parfois des proportions incroyables… »

La deuxième raison est liée aux évolutions de la société française et de la population hospitalière : « Ces conflits entre les médecins ont toujours existé. Mais l'époque a changé : l'omerta, c'est fini ! Il y a les réseaux sociaux qui font que tout sort et que la circulation des informations s'est accélérée. En plus, il y a quinze ou vingt ans, on souffrait en silence en attendant de devenir PU-PH, chef de service ou chef de pôle. Avec le risque de reproduire sur les autres ce que l'on a subi soi-même. Aujourd'hui, ce n'est plus accepté. Et puis il y a eu une forte féminisation de la profession et les femmes acceptent beaucoup moins ce genre de comportements. »

La troisième raison a un nom barbare : T2A, la tarification à l'acte. Même si elle semble aujourd'hui condamnée, elle aura eu le temps de marquer le monde hospitalier de son empreinte : « Et puis par-dessus tout ça, il y a les effets de la pression budgétaire et économique, le système de la T2A, etc. Qui, combinés avec certains modes de gouvernance, ont fait que les situations se sont dégradées… »

Mais sacrifier la T2A ne veut pas dire se débarrasser pour autant des contraintes budgétaires. Les temps ne sont pas au relâchement de ce côté-là, bien au contraire : « Il faut réaffirmer très fortement que le management de l'hôpital doit marcher sur deux jambes : la bonne maîtrise des outils de gestion et la bonne qualité des relations humaines. Les équipes sont capables d'entendre un discours de rigueur budgétaire si c'est correctement expliqué et surtout si elles ont confiance en leur direction. »

Dire que tout ce capharnaüm a été non pas créé, mais littéralement catalysé par une simple loi, la loi HPST promulguée en juillet 2009 ! Une « loi libérale » diront ses détracteurs : « Cette loi Bachelot a rayé du code de la santé la notion de service public hospitalier avec, disons pour simplifier, une vision libérale des missions de service public. Près de sept ans plus tard, la loi de modernisation du système de santé, promulguée en janvier 2016 (dite loi Santé ou loi Touraine) a rétabli le service public hospitalier dans son acception classique qui prévoit la continuité du service, l'égalité d'accès et l'adaptabilité, c'est-à-dire la capacité des hospitaliers et de l'hôpital à s'adapter aux nouvelles attentes des citoyens et à l'évolution de leur environnement. »

Et qu'en est-il de ce pouvoir supposé absolu des directeurs d'hôpitaux version loi Bachelot ? « Avant 2009, le directeur n'avait aucune prise sur les médecins, aujourd'hui le directeur a un peu plus de pouvoir, c'est vrai. Depuis 2009, le directeur peut décider de ne pas renouveler un chef de pôle ou un chef de service. Il faut se souvenir qu'un décret du gouvernement Pétain avait créé en 1941 des chefs de service qui étaient nommés à vie. Voilà pourquoi on parlait de "mandarinat". Depuis les années 2000, la fonction est octroyée pour quatre ans, elle est renouvelable sans limite de nombre de mandats. En 2009, il y a aussi eu l'officialisation des pôles (qui regroupent plusieurs services hospitaliers). Le directeur nomme le chef de pôle sur proposition du président de la CME et le chef de service sur proposition du chef de pôle. Et la sélection est très dure. Alors oui, il y a une perte de pouvoirs des chefs de service. Une partie de ces pouvoirs sont allés au directeur, une autre au chef de pôle. Ç'a pu accroître des rivalités, des problèmes relationnels. Par exemple, il y a parfois de la difficulté à accepter la nomination d'un autre que soi, qui plus est nommé par le directeur, donc forcément un "jaune"... »

Aujourd'hui, les situations sont d'autant plus variables et instables que, selon Édouard Couty, l'époque du face-à-face historique direction-corps médical est révolue : « Désormais, à l'hôpital, vous avez ces deux pouvoirs traditionnels, le pouvoir administratif et le pouvoir médical, mais aussi deux nouveaux pouvoirs émergents : le pouvoir des personnels soignants (avec la création du cadre de santé, qui est plus proche du chef de pôle, et revendique le pouvoir de la fonction de soins) et le pouvoir des malades, puisqu'il y a des représentants des patients partout. Le malade est reconnu comme un acteur de ses soins. Et ça change beaucoup de choses. »

*

Pour le médiateur national, le grand défi de demain se joue désormais loin des questions structurelles et financières, bien au-delà des GHT et autres T2A, dans les recoins subtils de l'âme humaine. Là où se nichent les ressentis, les sentiments de confiance et de fierté, la notion de reconnaissance aussi.

« À l'hôpital, la ressource numéro un, c'est la matière grise, la ressource humaine. Il faut le dire clairement : en tant que médiateur national, je m'occupe de la relation humaine. Le problème, c'est qu'on a mis tous les efforts sur la relation humaine avec le patient et on s'est beaucoup moins préoccupé de la relation humaine entre les soignants. Désormais, il y a un gros travail collectif à faire sur la relation humaine au sein des équipes. »

Au risque de voir les bataillons de l'hôpital public se disperser dans la nature, qui attiré par le privé, qui frappé par une crise de vocation : « L'hôpital vit aujourd'hui ce que vivent beaucoup de milieux professionnels avec une vraie perte de sens. Et ça, c'est absolument délétère ! Cette perte de sens vient des effets conjugués de la souffrance au travail et du manque de reconnaissance ! En général, si on choisit de travailler à l'hôpital public, ç'a un sens. Ce qui est nouveau aujourd'hui, c'est qu'on entend parfois des personnels soignants dire : "Moi, je viens prendre mon salaire. Quand c'est l'heure, c'est l'heure, je pars !" Ça, c'est un signal fort du malaise actuel. »

Et pour certains dirigeants hospitaliers, avares de reconnaissance et de respect envers leurs salariés, un remake assez ironique de l'arroseur arrosé…

Chapitre 10

Martin Hirsch, directeur général de l'AP-HP

À cœur ouvert, rien d'impossible !

Cela nous a d'abord paru impossible, puis assez incroyable. Après vérification et revérification, dans la crainte d'avoir sauté une page, nous avons dû nous rendre à l'évidence : les mots « harcèlement moral », « maltraitance » et « suicide » étaient les grands absents du livre[1] publié le 2 novembre dernier par Martin Hirsch, directeur général de l'Assistance publique-Hôpitaux de Paris (AP-HP).

Ce qui fait de *L'Hôpital à cœur ouvert* un livre bancal, presque estropié. Pourtant, ces 280 pages réparties sur treize chapitres avaient une noble ambition : faire mieux découvrir « le plus grand centre hospitalier d'Europe », analyser les nombreux défis auxquels l'hôpital public est confronté.

Pourquoi, dès lors, n'y a-t-il pas un paragraphe, sans parler d'un chapitre, sur ce mal insidieux qui divise les équipes, laisse des gens à terre, gangrène de nombreux hôpitaux partout à travers la France ? D'autant qu'un des drames les plus exemplaires de ce type de déviances (le suicide du professeur Jean-Louis Mégnien en décembre 2015) s'est justement déroulé en

1. Martin Hirsch, *L'Hôpital à cœur ouvert*, Stock, novembre 2017.

plein cœur du fleuron de l'AP-HP, l'Hôpital européen Georges-Pompidou à Paris.

Comme l'écrit l'ancien président d'Emmaüs dans son avant-propos : « Quand l'hôpital ne fonctionne pas bien, c'est l'ensemble de la République qui semble malade. » Mais alors, qu'est-ce que le harcèlement moral si ce n'est un dysfonctionnement grave de l'hôpital ? Le DG de l'AP-HP a-t-il intentionnellement délaissé ce thème alors que les plus hautes instances de l'État, et notamment la ministre de la Santé Agnès Buzyn, ont, semble-t-il, décidé de s'en emparer, mettant fin à des années de déni et d'omerta ?

Ne pas parler d'un sujet qui fâche dans un livre ne vous débarrasse pas du problème pour autant. On appelle ça les sujets boomerangs, ceux qui finissent toujours par vous revenir en pleine figure. Alors qu'il était l'invité de Marc Fauvelle à 8 h 20 sur France Inter le 26 octobre dernier, Martin Hirsch était interpellé en direct par un auditeur pas comme les autres. « Pascal » se présentait comme étant médecin hospitalier à l'AP-HP depuis plus de trente ans. Apparemment sur la défensive, son patron l'interrompait avec un grand sourire : « Et vous avez besoin de passer par la radio pour me parler ? » Il en fallait plus pour déstabiliser Pascal : « Oui ! Vous le savez, il n'y a pas franchement de lieu de débat à l'AP ! » Retour gagnant du médecin qui tenait à poser une question précise à son directeur général : « Vous avez parlé tout à l'heure de votre lutte contre le harcèlement sexuel à l'hôpital, je voulais savoir ce qu'il en était de votre position contre le harcèlement moral et plus particulièrement par rapport à l'affaire du suicide du professeur Jean-Louis Mégnien survenu il y a moins de deux ans… »

En toute logique, le large sourire de Martin Hirsch s'était estompé au bout de trente secondes pile, précisément au moment où Pascal prononçait le nom du cardiologue décédé le 17 décembre 2015 en se jetant du septième étage de l'hôpital

Georges-Pompidou. Personne n'ignore qu'une instruction judiciaire est en cours depuis près de deux ans après la plainte contre X pour « harcèlement moral » déposée par Sophie Mégnien, son épouse, que des faits graves sont pointés du doigt par la famille et par les médecins hospitaliers proches du médecin disparu.

La réponse du directeur général sera efficace, habilement décalée par rapport à la question posée : « Je dirais la même non-tolérance. C'est la raison pour laquelle, mais j'imagine que vous le savez puisque vous travaillez dans nos hôpitaux, nous avons adopté un plan, approuvé à 100 % par la communauté médicale, pour protéger celles et ceux qui peuvent être victimes de harcèlement. Pour prévenir, pour mettre un peu plus de démocratie dans les services. Ce plan baptisé RHPM, pour "ressources humaines des personnels médicaux[1]" s'applique. Et j'ai nommé des médiateurs pour résoudre les problèmes avant qu'ils ne soient cristallisés, pour régler les situations avant qu'elles ne s'enkystent. Donc c'est la même tolérance zéro ! »

De nombreux lecteurs du livre de Martin Hirsch, et pas seulement les salariés de l'AP-HP, regretteront sûrement que cette vaillance dans son combat contre la maltraitance morale ne l'ait pas incité à exposer clairement sa position dans son ouvrage. À cœur ouvert.

*

Cet « oubli » est d'autant plus regrettable que le livre du directeur général de l'AP-HP, qui mena ses études de médecine

1. Le plan RHPM précise notamment la gestion des parcours professionnels (dont la pratique de l'entretien annuel), les modalités de nomination des chefs de service, la détection et le traitement des situations conflictuelles et complexes, la gestion administrative de l'état de santé des praticiens, etc.

jusqu'en cinquième année avant de bifurquer vers l'ÉNA, est par ailleurs fort intéressant. Les chapitres s'y succèdent à vive allure : « Santé, l'impossible débat », « Retour sur une vocation », « Les urgences », « Le fil rouge de l'égalité des soins », « Hôtel ou hôpital ? », « L'argent et la santé font mauvais ménage », « Descendre à un étage » (sur les coûts de gestion du système de santé français), « Dialogue social et 35 heures », « Docteur Data » (sur la révolution des données, du Big Data), « Encore les conflits d'intérêts », et « À la reconquête de la reconnaissance ».

Concernant ses ex-futurs confrères, Martin Hirsch confie dans ces pages qu'il a constaté « un individualisme étonnant chez de nombreux médecins » et qu'il a « l'habitude d'utiliser une boutade pour qualifier son rôle de directeur général » : « Égaux face aux soins, des soins face aux ego ». Ainsi, il a très vite compris que « les professionnels de santé détestent que la puissance publique leur dicte leur comportement. Ils éprouvent une aversion profonde pour la bureaucratie en général et pour l'administration de la Sécurité sociale en particulier. Toute recommandation qui émane de cet univers-là est aussitôt suspecte… »

Au sujet du malaise de l'hôpital public, le patron de l'AP-HP reconnaît une « réalité indéniable » mais incite à la mesure : « La qualité de la prise en charge pour les patients est certainement meilleure en 2017 que dans les années 1960. La dégradation des conditions de travail est en revanche probablement une réalité pour les professionnels de santé, même si la réalité est plus nuancée… » À un « probablement » près, l'analyse devrait plaire au sein des personnels hospitaliers.

Mais l'un des temps forts de l'ouvrage est certainement son analyse de l'interaction gains de productivité-qualités des soins et de la difficulté d'en parler entre médecins et directeurs : « Depuis plusieurs années, l'hôpital est soumis à une rude contrainte. Il réalise des progrès de productivité très sensibles. Mais les gains de productivité ne sont pas infinis. Il y a un moment où trop de productivité nuit à la qualité des soins [...] Pour les hôpitaux, a-t-on atteint le point où les efforts se traduisent par une dégradation des soins ? C'est un sujet sur lequel nous avons, sinon un dialogue de sourds, du moins une juxtaposition de deux discours. Pour les uns, ceux qui travaillent dans les hôpitaux, la situation est de pire en pire, la pression de plus en plus forte, la dégradation des soins tangibles, la course contre le temps impitoyable. Pour les autres, ceux qui tiennent les budgets, scrutent les statistiques, le budget de la santé augmente chaque année, la part consacrée aux dépenses de santé est en France parmi les plus élevées au monde, les poches d'inefficacité demeurent, les rentes existent. [...] Aujourd'hui, le jeu est déséquilibré. Les dépenses se mesurent précisément, s'objectivent hôpital par hôpital, poste de coûts par poste de coûts. [...] De l'autre côté, il y a une qualité des soins, difficile à mesurer. Difficile d'établir si elle se dégrade ou non, d'une manière complète et exhaustive. Du coup aucun véritable arbitrage ne peut être rendu [1]. »

Que faire alors pour sortir de ce brouillard ? « C'est un défi que je souhaiterais faire relever par l'AP-HP : apporter la mesure de la qualité au sein des soins dans l'ensemble de nos 650 services médicaux. Ne pas se contenter de la réputation, du bouche-à-oreille, de bribes de résultats. [...] Cela signifie lever un certain nombre de tabous. Mettre les bonnes sondes pour mesurer aux bons endroits. Accepter d'aller regarder le taux de mortalité. [...] C'est le grand chantier que nous avons devant nous. Un chantier techniquement, sociologiquement, politiquement délicat. Mais un chantier indispensable pour éviter qu'on ne franchisse sans nous en apercevoir ce point où la

1. *In L'Hôpital à cœur ouvert*, *op. cit.*

qualité se dégrade parce que la pression financière aura été trop forte et par ailleurs mal répartie[1]. »

L'une des pistes pour apaiser la profonde crise que traversent les hôpitaux publics français se trouve à n'en pas douter là. Mener à bien ce chantier et sacrifier quelques tabous du monde médical permettraient d'annihiler la cause d'une bonne partie des conflits qui pourrissent la vie des établissements. En diminuant la pression budgétaire et la souffrance au travail des personnels de santé et en cessant d'opposer jusqu'au paroxysme directeurs gestionnaires et soignants dépensiers. Avec toutefois le risque évident d'attiser *in fine* d'autres guerres intestines lorsque la qualité des soins dans tel et tel service sera totalement mesurable… et donc totalement comparable.

*

Depuis son vaste bureau de l'avenue Victoria dans le IVe arrondissement, Martin Hirsch travaille à l'exact centre de Paris, au cœur aussi de la galaxie AP-HP avec ses 39 hôpitaux, ses 100 000 salariés, ses plus de 15 000 médecins et internes et son budget de 7,5 milliards d'euros. Et surtout il travaille là où il rêvait de travailler. En cette fin d'après-midi d'automne, le patron de l'Assistance publique se souvient bien que lorsqu'il est passé de la faculté de médecine à l'ÉNA, il voulait « déjà être DG de l'AP-HP ».

Nous lançons la conversation sur un sondage Odoxa qui, en août 2016, montrait que si 79 % des Français avaient « une bonne image » de l'hôpital public, 83 % d'entre eux estimaient qu'il était « en danger » : « Tout est en danger, si on ne s'adapte pas. L'épidémiologie bouge, la structure de la population et des territoires bouge, les attentes des patients bougent, les

1. *Ibid.*

techniques médicales bougent, donc si l'hôpital n'évolue pas, il est en danger. » Mais les tensions fortes qui perturbent le monde hospitalier ne sont-elles pas une autre forme de menaces, autrement insidieuses ? « Je ne connais pas un hôpital en France et dans le monde qui ne soit pas un lieu de fortes tensions. Les équilibres sur lesquels reposait l'hôpital auparavant sont passés de mode. Le mandarinat, la religieuse en cornette qui tenait ses petites ouailles, etc. Le type de régulation passé avait sa part de violence mais il était superstructurant, y compris le mandarin qui avait droit de vie ou de mort sur ses élèves. Ce système a atteint ses limites et on n'a pas encore défini le nouveau mode de régulation des relations humaines au sein de nos établissements. »

Exit le mandarin du XXe siècle, *exit* aussi le directeur à l'ancienne. Le face-à-face directeurs-médecins a changé de nature : « Avant même la loi HPST, il y a eu une mutation de ce qu'était un directeur d'hôpital. Il y a trente ans, c'était souvent un type formé sur le tas. Pour les médecins, c'était l'homme dont le boulot était de veiller à ce que les ascenseurs marchent. Très important, les ascenseurs, dans un hôpital ! Aujourd'hui, les directeurs sont des gens qui ont fait Sciences-Po, qui ont choisi entre l'ÉNA et l'école de Rennes (EHESP)[1], qui ont environ le même niveau d'études que les médecins. Ça, en termes d'impact sur les rapports directeurs-médecins, c'est plus important que la loi HPST. »

Reste à savoir si les directeurs d'hôpitaux comme les chefs de pôle ou les chefs de service sont suffisamment formés au management et à l'écoute des soignants ? « Pour les directeurs, c'est à la fois leur formation, leur vocation et leur responsabilité. Côté médecins, il y a très peu de formations sur ces thématiques et

1. Lire le chapitre 12, « École de Rennes. Y a-t-il un pilote dans l'avion ? »

peut-être même très peu d'appétence. Et par ailleurs, très peu d'évaluations. Suite au drame que nous avons connu en décembre 2015 avec le suicide du professeur Mégnien, nous avons élaboré début 2016 un plan ambitieux qui s'appelle RHPM, pour "Ressources humaines des personnels médicaux." Afin de prévenir et de traiter les situations individuelles complexes au sein du personnel médical. Je me souviens que c'était le 17 décembre 2015 et j'ai réuni le premier directoire dès le 4 janvier. J'ai dit : "Au-delà de ce cas, où visiblement il y a eu des choses qui ne sont pas normales et acceptables, je vous propose qu'on agisse sur différents leviers." J'ai fait adopter tout ça au directoire suivant et ç'a abouti à ce plan adopté à l'unanimité devant la CME. Alors, bien sûr qu'on travaille différemment aujourd'hui. Ce plan insiste notamment sur la bonne gestion des ressources humaines, et commence par des choses basiques comme recevoir une fois par an les gens de votre équipe en entretien. Et pourtant, ça ne se faisait pas. Pas pour des raisons perverses ou de négligence. Pour une raison consubstantielle à la médecine, considérant qu'un médecin n'a pas de lien de subordination avec un autre médecin. C'est ça, le truc ! Si on dit qu'on fait un entretien d'évaluation ça suppose qu'il y a subordination… et du coup on n'en fait pas. »

À quoi pourra bien servir un volet prévention, qui est évidemment majeur, si le volet répression semble inexistant parce qu'inopérant ? Si les personnels pensent que, quelle que soit la gravité d'une affaire, le premier réflexe du système sera de protéger l'institution et sa bonne réputation ?

« Avant de connaître ça sur les questions de management, j'ai connu ça sur des questions de sécurité sanitaire. J'ai vu les réflexes qui consistent à planquer un accident, planquer un mort… Et moi, j'ai juste le mode de fonctionnement inverse. On se fait sa réputation sur ce qui marche, on n'a pas à sauver sa réputation en planquant les choses qui vont mal. Que ce soit sur les questions de management, de maltraitance ou de mauvaise prise en charge d'un patient. Alors oui, un directeur d'hôpital peut être aussi déconnant qu'un conducteur de train ou qu'un chirurgien… »

Ne faut-il pas maintenant démontrer clairement qu'un harceleur avéré sera sanctionné et pas simplement déplacé ? Faire passer l'idée qu'il n'y a pas d'impunité pour les maltraitants quelle que soit leur position ? « Vous savez, ces situations sont toutes extrêmement complexes. J'ai un exemple au sein de l'AP-HP de quelqu'un qui se dit harcelé et pour lequel toutes les enquêtes et audits me disent qu'il n'y a pas d'éléments constitutifs de harcèlement. On lui dit : "Au lieu de rester malheureux pendant dix ans, vous ne voulez pas aller travailler ailleurs ?" Eh bien non, il préfère prendre un avocat, etc. À la fin, il va falloir protéger son chef de ses accusations de harcèlement ! Vous savez, les histoires sont bien différentes selon les gens qui vous les racontent. Tout est tellement plus compliqué qu'on ne le pense… Pour vous donner une illustration très représentative : il y a un chef de pôle qui était en poste depuis longtemps. Un homme compétent, mais on me disait qu'il faisait vivre l'enfer à tous ses collègues médecins, qu'il était caractériel, harceleur, etc. J'ai dit au moment de la procédure de désignation qu'en connaissance de cause, je ne le renommerais pas chef de pôle. J'ai fait passer le message puisque je nomme sur avis de tous ses collègues. Ne me sont revenus que des avis favorables pour le renommer chef de pôle ! On m'a dit : "Du coup, il faut le renommer…" J'ai dit non. Donc, grosses turbulences, genre "Mais il se prend pour qui, ce directeur qui n'est pas médecin ?" etc. L'ensemble des chefs de pôle de l'AP-HP m'ont fait savoir qu'ils allaient tous démissionner de leurs responsabilités. "Puisque le DG n'a pas suivi nos avis…" Je leur ai dit : "Aucun problème, démissionnez si vous voulez." Ils se sont réunis. Les débats ont été chauds mais ça s'est terminé par l'idée d'une motion pour me remercier de les avoir débarrassés de cette personne. C'est juste la vie ici, c'est comme cela que ça fonctionne. C'est souvent plus une problématique de médecins entre eux que de directeurs qui auraient la main qui tremble au moment de sanctionner le coupable. Le simple fait d'écrire "Avis défavorable" sur leur collègue leur brûlait la main… Tout en me disant au téléphone : "Surtout ne le renommez pas !" Ça paraît incroyable, mais il est essentiel de comprendre ça pour analyser ce qui se passe vraiment dans les hôpitaux en termes de management et de gouvernance. »

On comprend mieux pourquoi, dans l'avant-propos de son livre, Martin Hirsch explique qu'à son poste de DG de l'AP-HP il exerce « un drôle de métier » : « Tour à tour un peu médecin, un peu chercheur, un peu architecte, un peu promoteur immobilier, un peu psychologue, un peu enquêteur, un peu diplomate, un peu contrôleur et un zeste manageur, tantôt investisseur, tantôt *cost-killer*[1]… »

Il lui faudra bien toutes ces qualités pour espérer affronter, apaiser puis résoudre la grave crise morale qui touche aujourd'hui une bonne partie de ses 100 000 salariés.

1. *Ibid.*

Chapitre 11

Au péril de la vie des patients

Itinéraire d'une enfant (trop) gâtée

Par le Dr Florence Rollé, cardiologue-réanimatrice au CHRU de Limoges

Florence Rollé compte plus de vingt-cinq années d'expérience. Elle a souhaité livrer le récit inquiétant de sa disgrâce, de sa mise au placard, de son harcèlement et enfin de sa mise à l'écart. Parce qu'elle était proche d'un éminent chef de service, décédé accidentellement, ce qu'elle a payé très vite ensuite, parce qu'elle a refusé de fermer les yeux sur les erreurs répétées dont elle était témoin au sein de son service de chirurgie thoracique cardio-vasculaire et angiologie, elle a été consciencieusement mise sur la touche et soumise à des actes de maltraitance morale insupportables.

Tout cela au mépris de ses compétences précieuses et de l'extrême vulnérabilité de ses patients, transplantés cardiaques. Un nouvel exemple édifiant de l'absurdité de ces guerres de clans destructrices qui ne manquent jamais de redémarrer à la moindre succession. Conflits qui sont plus souvent instrumentalisés, voire attisés, qu'arbitrés et apaisés par certains directeurs d'hôpitaux.

À toi, Lecteur,

Si tu lis ce qui suit, écrit d'un seul trait une matinée pluvieuse, je t'en remercie.

Si tu t'insurges, t'indignes, après avoir digéré ce que tu viens de lire, tu es une personne digne de confiance, courageuse, quelqu'un qui fait beaucoup pour les autres, tu peux être mon ami.

Alors, allons-y.

Bienvenue dans ce monde merveilleux, ce monde féerique du milieu dit MÉDICAL !

MÉDICAL comme patients,
MÉDICAL comme soins,
MÉDICAL comme dévouement,
MÉDICAL comme respect,
MÉDICAL comme engagement,
MÉDICAL comme confrères,
MÉDICAL comme éthique,
MÉDICAL tout simplement.

Mais aussi MÉDICAL comme Hippocrate… et hypocrite !

Je vis un harcèlement professionnel,
je vis un harcèlement moral,
je vis un isolement progressif,
je vis un manquement au code de déontologie,
je vis l'agression verbale et physique,
je vis l'irrespect, l'orgueil, la lâcheté, l'humiliation, la grossièreté, les enjeux personnels et les jeux de pouvoir.

En fait, je ne vis plus, je suis tombée là où quelqu'un m'a poussée, dans un trou profond comme dans le conte de Lewis

Carroll. Mais là, vous savez, nous ne sommes pas dans *Alice aux pays des merveilles*…

Au début, ma chute a été progressive, lente, mais soudain, bon sang, elle s'est accélérée, mes yeux se sont troublés, j'ai vu s'estomper les contours de plus en plus flous de mes ex-amis.

Je ne vais pas tarder à toucher le fond.
Alice ! À l'aide !!!

Je suis cardiologue-réanimatrice au sein de « l'ex » service de chirurgie thoracique, cardiovasculaire et angiologique du CHRU de Limoges.

C'est mon futur chef de service, le professeur Marc Laskar qui est venu me chercher dans le service de cardiologie d'à côté. Je dois vous dire que j'étais la première femme interne dans ce service, plutôt jolie, avec des chaussures toutes plus drôles les unes que les autres. J'étais juste une jeune femme un peu originale. Mais dans notre milieu médical, cela équivaut à être une allumeuse.

Pas facile en tant que femme médecin de se faire respecter à cette époque ! Or j'étais sérieuse, rigoureuse, engagée et passionnée.

Marc Laskar a su se montrer persuasif : « PH (praticien hospitalier), tu verras, c'est génial ! Tu es la meilleure. Je te veux dans mon service ! Tu as une belle carrière d'agrégée devant toi ! »

Bon, ON M'AIME enfin. J'ARRIIIIIIIIIIIVE !!

Ensemble, nous avons développé l'activité de transplantation cardiaque du CHRU puis celle d'assistance circulatoire mécanique, ainsi que l'activité des soins intensifs.

Nous étions un groupe de médecins tous unis.
Ensemble nous avons construit, soigné,
Ensemble nous avons redonné Vie,
Ensemble nous avons été reconnus par la communauté médicale,
Ensemble finalement… nous avons été beaucoup jalousés.

Nous étions des pionniers.

À Limoges, tout était à construire : c'était l'Aventure !

Que d'émotions, que de nuits blanches à réparer ces cœurs abîmés, « déglingués ». Quelle joie de voir ce petit cœur se remettre à battre tout doucement au début, puis de plus en plus fort, de plus en plus vite.

Quel miracle à chaque fois de le voir rosir puis monter en puissance jusqu'à ne faire qu'un avec son « hôte ».

« POUM ba, POUM ba, POUM ba. »

De battre, son cœur a continué !

J'ai obtenu en 2000 le précieux sésame : « The » poste de praticien hospitalier tant convoité, après un long, très long parcours du combattant (à l'âge de 37 ans tout de même, multidiplômée et après plusieurs années de vacations) !

Je précise à toute fins utiles que j'ai fait venir la première ECMO (*extracorporeal membran oxygenation*) dans le service ainsi que d'autres machines d'assistance circulatoire et que j'ai développé l'environnement de la réanimation qui va avec : l'échocardiographie (j'ai formé la plupart des médecins anesthésistes-réanimateurs de mon service), l'Optiflow (oxygénation nasale à haut débit), NO (monoxyde d'azote), etc.

Comme dans toute communauté de travail, des jalousies, il y en a eu tout au long de mon parcours. Mais venant de qui ?

De collègues bien intentionnés bien sûr, lesquels, nouveaux venus, pour asseoir leur pouvoir, voulaient juste « me dégager » et au passage m'insulter.

« Mais il n'y a qu'elle qui était jalousée ? »

Ben non, une collègue anesthésiste-réanimatrice a elle aussi été maltraitée, sortie des soins intensifs, rabaissée, empêchée.

Nous avions développé une telle complicité toutes les deux que le travail se faisait toujours dans la bonne humeur. Forcément, ça énerve…

« Pousse-toi de là que je m'y mette. » Ça, ce sont les propos d'un nouvel anesthésiste-réanimateur fraîchement débarqué qui n'a eu de cesse que de nous faire tomber du navire, elle et moi, pour asseoir un peu mieux son petit pouvoir.

De guerre lasse, K. a fini par partir au CHRU de Bordeaux prendre un poste en transplantation cardiaque.

Nous, c'était le « SAV des émissions[1] » ! Nous sommes antillaises ; elle est de couleur sombre et moi claire.

*

Le 26 juillet 2015, mon chef de service décède accidentellement à l'âge de 62 ans suite à une chute de cheval. C'est tellement triste ! Nous étions devenus complémentaires car nous partagions la même passion pour la transplantation cardiaque et l'assistance circulatoire mécanique.

---

1. En référence au « Service après-ventes des émissions », l'émission humoristique quotidienne qui avait révélé Omar Sy et Fred Testot et était diffusée entre 2005 et 2012 dans l'émission « Le Grand Journal » sur Canal Plus.

La nuit précédant le drame, nous avions longuement parlé par téléphone d'un greffon. Au matin, il est allé faire du cheval, sa deuxième ou sa première passion, je n'ai jamais su.

Je ne l'ai revu qu'une heure plus tard allongé sur un lit de réanimation avec un traumatisme crânien. Trois jours plus tard, il était décédé... Pour son enterrement, j'ai fait un beau discours qui me venait du fond du cœur.

Il venait de me nommer deux mois avant son décès responsable administrative du secteur intensif.

Hélas, pour « rabibocher » chirurgiens et anesthésistes réanimateurs, le directeur de l'époque a fini par m'enlever de son plein droit cette responsabilité.

Il fallait voir après le décès de mon chef comment chacun a réclamé sa part du gâteau. On aurait dit des charognards venant dépecer sa carcasse encore tiède. Le roi est mort, vive les oiseaux de proie...

Avec la chef de service d'anesthésie en reine mère.

Elle qui n'avait eu comme rôle que de rester dans l'ombre du temps de la splendeur de notre ancien chef. Elle qui depuis son arrivée avait déclaré la guerre au service et plus spécifiquement aux chirurgiens et... à moi.

Elle grande reine,

elle qui ne s'est jamais investie dans ce service,

elle qui n'a aucune expertise dans le domaine de la réanimation en CTCVA[1],

elle qui n'a jamais voulu nous aider, elle déclare solennellement qu'elle reprend les soins intensifs en mettant son premier prince à leur tête...

1. CTCVA : chirurgie thoracique cardio-vasculaire et angiologie.

(Comprenez : l'anesthésiste fraîchement nommé dans mon service.)

Quant à moi, la créature cardiologue des chirurgiens… qu'on lui coupe la tête !

Heureusement, le directeur de l'époque m'offre une sous-unité fonctionnelle (UF). Oh joie : l'UF « assistance circulatoire mécanique et transplantation cardiaque ». Petite poire pour étancher ma soif !

Ça n'a pas duré longtemps. Six mois après, je l'avais perdue. Vous verrez pourquoi un peu plus loin.

Et puis je vais vous dire, une « sous-UF » de l'UF de soins intensifs avec son prince en tête de gondole, ça ne m'a rien apporté de bon car d'abord ça n'existe pas et, dans les faits, je n'étais chef de rien. Il ne me tenait pas au courant, bien entendu. Vieille technique de déstabilisation qui a fait ses preuves…

Me voici donc toute déplumée, comme ça, gratuitement, au nom de l'irrespect, du mépris du travail accompli, tout simplement dans le but de diviser pour mieux régner.

Dans le but de détruire, de briser toute résistance, on vous dépouille comme ça, en pleine place publique.

D'autres dates de notre histoire sont mémorables pour les faits et gestes accomplis sous le regard de badauds anesthésiés par leur propre bêtise.

Tout le monde n'y a vu que du feu, et l'odeur du poulet grillé les a mis en appétit. Pauvres médecins, normalement là pour soigner !

Je prends les rênes de cette sous UF vers le 1er novembre 2015 (« Tiens, prends les restes… »)

Je ne reçois aucune confirmation administrative du directeur ni du président de la commission médicale d'établissement.

Et là, les gros emmerdements arrivent… En quinze mois, neuf patients transplantés cardiaques allaient décéder au cours ou au décours de leur transplantation.

Moi, qui suis engagée, qu'ai-je fait ?

J'alerte bien sûr ma nouvelle chef de service. J'organise une réunion ! Je fais suspendre la greffe pendant un moment pour que l'on s'organise.

Ah, la communication…

Eh bien non, on n'y est pas arrivé. Qui l'eût cru ?

Il est vrai que lorsque certains jours, on ne trouve personne pour transplanter, ça n'aide pas à développer l'activité !

Il est vrai que lorsqu'on n'arrive pas à se mettre d'accord sur la liste des astreintes et qu'en l'occurrence on n'a personne d'astreinte, ça n'aide pas à opérer.

Il est vrai que lorsqu'on appelle le médecin d'astreinte et que personne ne vous répond, ça fait mauvais genre…

Idem lorsqu'on ne se déplace pas la nuit quand on est appelé par le médecin de garde pour un patient qui saigne…

Idem lorsqu'on laisse les jeunes se dépatouiller avec tout ça…

Il est vrai que lorsque l'on raconte des « bobards » aux familles pour justifier des transplantations retardées, c'est « Bibi » qui prend tout sur ses épaules : « Bon, madame B., votre époux a besoin d'être transplanté en superurgence (explication de la superurgence : mort assurée sous quatre jours, donc faut se grouiller !), mais il attendra car je me suis trompée sur le degré de superurgence… »

Réponse de l'épouse : « Madame Rollé, vous ne connaissez pas votre travail, c'est inadmissible… Vous aurez la mort de mon mari sur la conscience ! »

Vous voulez savoir la vérité, madame B. ?!? Oui ?

En fait, il n'y avait pas de chirurgiens pour assurer la greffe sur ce long week-end de quatre jours et on m'a demandé de dire que je m'étais trompée de diagnostic. C'est pas beau, ça ?

Lorsque l'ARS et la direction générale de mon hôpital sont enfin arrivées et ont posé des questions, tout le monde s'est tu. Sauf devinez qui ?

« Mais monsieur, si les déclarations n'ont pas été faites, c'est qu'on m'a dit de ne pas les faire. » Gros blanc !

Et puis c'est moi la coupable pour sûr, moi, la seule qui n'ait aucune fonction officielle !

Grosse colère de l'ARS et de la direction : « Il faut faire les déclarations et aussi les RMM officielles (les revues de morbimortalité[1]) ! »

Je ne sais toujours pas pourquoi il faut les faire puisqu'on y met ce qu'on veut et que franchement ce n'est pas toujours la vérité.

Arrivent les enquêtes de l'ARS, de la direction générale, de l'IGAS, de médecins de sociétés savantes. Beaucoup, beaucoup d'entrevues !

Difficile de faire son travail à côté… Pas graaaaaave !

*

1. Selon les termes de la Haute Autorité de la Santé (HAS), une revue de morbidité et de mortalité (RMM) est « une analyse collective, rétrospective et systémique de cas marqués par la survenue d'un décès, d'une complication, ou d'un événement qui aurait pu causer un dommage au patient, et qui a pour objectifs la mise en œuvre et le suivi d'actions pour améliorer la prise en charge des patients et la sécurité des soins ».

Cerise sur le gâteau (il en fallait bien une) : une infirmière de consultation m'apprend le 15 mars 2016 le jour de mon anniversaire (d'où le gâteau !) qu'un dossier de patient transplanté et décédé (pour lequel la famille s'était plainte à l'Agence de la biomédecine) avait été modifié. Vous comprenez ? C'est lourd à porter ça, non ?

Je vérifie et là, je « pète un câble ».

Je cours voir mon chef de pôle, mes jambes à mon cou, car figurez-vous que, comme elle le reconnaîtra un peu plus tard, c'est ma nouvelle chef de service qui a voulu modifier le dossier. Si si !

J'arrive tout essoufflée (j'ai un peu d'embonpoint). Avec tout ce travail, difficile de prendre soin de soi quand on passe son temps à prendre soin des autres.

Mon N+2 est mon « ex » ami.

Et là, il me tient des propos violents et sexistes :

« Florence, tu m'emmerdes » (dans le texte),

« C'est des histoires de bonnes femmes » (dans le texte aussi),

« Tu cherches quoi ? » (toujours dans le texte),

« Tu veux qu'on te fasse démissionner de ton poste ? » (toujours dans le texte),

« Arrête avec tes propos d'hystérique » (encore et toujours dans le texte).

« Ta chef de service a le droit de changer ce que tu as écrit ! » (décidément, toujours dans le texte).

À ce stade de l'histoire, je précise que, dans ce fameux dossier de patient décédé, la page que j'avais remplie avait été déchirée, tout en laissant une phrase non complète sur la page précédente réécrite… en faisant du collage !

Ma chef qui n'était pas sur place à ce moment-là apprend (sûrement par notre grand patron) qu'elle a fauté ! Oh la vilaine !

Elle fait quoi après ça, d'après vous ?

Elle m'envoie un texto : « Florence, c'est pas moi, c'est le service juridique qui m'a dit de faire ça ! »

Florence, trop gentille, rappelle sa chef en lui disant qu'elle vient de recevoir un coup de couteau dans le dos, etc., etc. La chef l'amadoue : « Tu comprends, tu ne pouvais pas écrire ce que tu as écrit, le service juridique ne cautionne pas ça… »

Oups, Florence la méchante a fait une bourde en écrivant au conditionnel des hypothèses diagnostiques dans le dossier d'un patient décédé. Mais pourquoi prendre de tels risques en modifiant mes écrits ? Avait-elle peur des conséquences ?

Mais qui est là qui a entendu la conversation ?

Une autre infirmière : « Dis donc, j'y crois pas moi à ce qu'elle te raconte. Appelle le service juridique ! »

Je les appelle et là… : « Mais enfin, docteur Rollé ! Non, on n'a pas le droit de faire ça et on ne lui a jamais dit de le faire ! »

Le soir même, je déballe donc tout à l'ARS. Ce qui s'appelle suivre la procédure, non ?

Enquête, enquête et menaces de mon président de CME (« suspension administrative pour avoir prévenu l'ARS »).

On me demande de montrer le dossier falsifié. Mais elle est pas folle, la guêpe. J'ai caché le dossier dans mon bureau. On ne sait jamais !

Vous devinez la suite ? Non ??

Eh bien mon cher Watson, le (ou la) coupable s'introduit dans mon bureau la nuit, s'empare du dossier et remet de façon grossière mes écrits à leur place avant de replacer le dossier derrière l'armoire.

Non ? Si ! Non ?? Si !!

Bon je résume. L'ARS a vu un premier dossier non falsifié. Oui car le jeune grand anesthésiste du début (celui qui avait pris ma place, vous vous souvenez ?), en avait fait une photocopie de suite au cas où il serait modifié. Malin.

Puis l'ARS a vu un deuxième dossier modifié ainsi qu'un troisième remodifié. Ça fait bon effet, non ?

Dites donc, docteur Rollé, vous ne vous moquez pas un peu de nous ?

FIN ?

Non, non, attendez, ça devient croustillant…

Après que l'ARS a vu les trois versions différentes de ce dossier, moi, je ne me méfie plus. Pourquoi me méfierais-je ?

Ben parce que « tu n'es qu'un petit PH ».

Les médecins de l'ARS finissent par me demander de leur remettre le fameux dossier.

Merde, merde, merde, en arrivant ce matin-là dans mon bureau, j'ai le cœur qui bondit… Non, non, non !!!

Qui a pris le dossier de M. A. ??

J'ai les mains qui tremblent, je bégaye, je suis désemparée.

Mon cœur bat à 150 (mais, rassurons-nous, tout au plus une petite tachycardie sinusale, rien de bien méchant).

Elle ne va pas faire un malaise en plus !

Ça ferait désordre.

« Il est où ce dossier ? » Ces mots cognent dans ma tête. Je panique.

On est tous entendu par la direction de l'hôpital, l'ARS et même la police plus tard. Tous, même le (ou la) coupable, je suppose !

Mais on n'entend pas les infirmières qui ont eu comme consigne de se taire !

« C'est pas moi, c'est l'autre. »

Je sens les regards suspicieux tournés vers moi, j'ai chaud.

Bon oui j'ai pleuré, mais vous auriez fait quoi vous à ma place ?

L'Autre, imperturbable : « C'est pas moi ! Pourquoi aurais-je fait une chose pareille ? » C'est vrai, pourquoi ?

Le médecin de l'ARS se montre ferme : « Si ce soir à 19 heures le dossier n'est pas retrouvé, une plainte sera portée au procureur de la République ! »

Vite, vite, telle une fourmilière, tout le monde s'éparpille : une deux, une deux. Qu'est-ce qu'on va prendre si on le retrouve pas !!!!

Y en a quand même une qui finit par demander : « Ben, c'est bizarre, pourquoi vous le cherchez, ce dossier ? Moi je l'ai vu ce matin sur le bureau de la chef de service ! »

Là encore, gros blanc car cette piste n'a jamais été fouillée ni élucidée…

Comme quoi quand on ne veut pas savoir, on ne cherche pas.

On cherche le dossier partout, tout le monde s'y met, infirmières, aide-soignants, secrétaires, médecins, même ceux qui nettoient le service et qui affirment m'avoir bien vue quitter le service la veille au soir vers 18 heures et sans dossier (« Eh oui, je travaille quand même entre deux interrogatoires, moi… »)

Il y a quelques accusations qui fusent, certaines pleurent.

« Mais enfin écoutez le docteur Rollé, nom de Dieu !… Puisqu'elle vous dit que le dossier a été volé ! »

« Comment elle le sait, elle ? »

« Elle l'a certainement volé elle-même… »

« Mais, attends, elle n'avait pas intérêt à faire ça, c'est sa seule preuve de la falsification de dossier et en plus, elle l'a montré aux médecins de l'ARS la veille ! »

Gros Silence. Mais qui alors ??

Bien sûr, le dossier n'est pas retrouvé pour 19 heures et je dépose plainte pour vol dudit-dossier et d'une pochette qui m'appartenait.

Je vais être entendue, re-entendue par l'administration, par des médecins venus des quatre coins de la France, par l'IGAS, par la police.

Quelques semaines après la plainte, ma chef de service avoue en réunion avoir falsifié le dossier, devant le directeur général, le PCME, le chef de pôle et un représentant syndical de praticiens hospitaliers mais ne reconnait pas le vol.

Pourquoi ? Puisque le patient ne serait pas décédé d'une erreur chirurgicale, semble-t-il ? L'enquête est en cours !

Ça fédère une équipe de soignants, ces agissements, non ?

Le dossier est retrouvé après plus d'un mois de recherches intensives, quelques heures seulement après que la direction de l'hôpital nous ait informés que des policiers allaient venir nous entendre et perquisitionner notre service et nos domiciles. Sauve qui peut !

Le nouveau directeur commence à s'agacer : « Écoutez, madame Rollé, on en a assez que vous parliez de ce dossier. On vous a demandé de venir voir cette famille (qui a porté plainte pour homicide involontaire) et vous ne voulez pas les voir ! »

À l'évidence, notre directeur n'est pas tout à fait bien renseigné.

D'ailleurs qui le renseigne ?

Moi dans ma tête : « Je ne peux pas voir cette famille puisqu'un chirurgien de Tours qui nous avait aidés lors de l'intervention de ce patient nous a expliqué quelle est la supposée cause du décès de ce patient… »

Il m'était donc difficile de voir cette famille après et de lui dire : « Ben quoi j'en sais rien, moi madame. » Je serais devenue toute rouge, j'aurais bredouillé. Non vraiment je ne pouvais pas, cette fois-ci, voir cette dame car j'en avais vraiment, mais vraiment, trop gros sur la patate, et ça faisait trop longtemps que ça durait tous ces mensonges !

*

N'empêche que notre directeur arrivé en décembre 2015 n'est pas content du tout : il m'a proposé de me démettre de mes fonctions administratives avec l'accord de mon chef de pôle, du président de la CME et d'un chef de service, tout ceci malgré mon mécontentement.

C'est petit, non ?

Et puis, non pas un mais quatre hommes, il faut bien ça pour affronter une donzelle et la mettre KO !

Ils ont évoqué mon burn-out. Je m'y suis opposée farouchement car franchement j'étais plutôt en bore-out[1] et surtout indignée des moyens déployés pour mentir aux familles.

1. Syndrome d'épuisement professionnel causé par l'ennui ou l'absence de travail.

Ah, il me semblait vrai au début ce nouveau patron, je pensais qu'il aurait vu un peu plus loin que le bout de son nez ! Voilà ce qui se passe quand on ne veut pas savoir, quand on est formaté et formé à ne pas donner dans l'affect, quand on doit sauver un hôpital corrompu par les enjeux, le poids des réseaux et les jeux de pouvoir.

D'un côté, des chiffres.

Combien on dépense, combien on rapporte (avec en toile de fond forcément, la mauvaise gestion médicale) ?

Comment faire des économies ?

Et de l'autre côté, les soins, l'engagement, des vies sauvées. Une vie sauvée, tout simplement.

Si ces directeurs d'hôpitaux étaient soudain confrontés à une mort toute proche, ne feraient-ils pas comme les autres ?

« Je vous en supplie, docteur Rollé, trouvez-moi un cœur. Même dans un caniveau !... » Une phrase qui m'a réellement été dite.

Avaient-ils le droit de faire ce qu'ils m'ont fait ? NON !

Oui vraiment, il est bien mal conseillé ce nouveau directeur.

Il s'est trompé de personne : ce n'est pas moi la coupable !

Je ne suis sûrement pas parfaite mais franchement là, c'est un comble !

Merci patron !

Rappelez-moi le rôle d'un chef, qu'il soit chef de service, chef de pôle, président de la CME ?

Ce ne sont quand même pas des postes que l'on prend juste pour arborer quelques galons supplémentaires ?

Ou pour se planquer ?

Ou parce qu'on est proche de la retraite ?

Ce ne sont pas des postes que l'on prend pour se mettre bien avec les directeurs d'hôpitaux qui eux ne font souvent que passer pour ensuite tracer leur carrière sans trop d'anicroches ?

Parce que sinon qui va nous écouter nous, les sans-grades et les va-nu-pieds de l'hôpital ?

Subir encore et toujours ? Sans aucun recours efficace ?

Notre « affaire » a fait la une des journaux, jusque dans la presse nationale. Moi, j'ai pris un avocat au début, comme tout le monde.

Il m'a bien expliqué : « Docteur Rollé, vous n'êtes pas responsable des non-déclarations car vous n'êtes pas chef. » Ouf !

Suite de l'histoire :

J'ai été placardisée par mon nouveau chef de service (l'ancienne ayant démissionné suite aux différents événements survenus).

Ce dernier a été nommé sans aucune concertation avec l'équipe médicale.

Il n'est pas PU-PH et d'ailleurs la quasi-totalité de mes supérieurs occupent une place qui ne correspond pas à leur spécialité. Jeu des chaises musicales !

Petits arrangements entre amis !

Il y a eu des réunions sur le thème « insuffisance cardiaque » organisées sans moi et bien sûr sans m'en avertir. Ce n'est pas comme si c'était justement mon job depuis vingt-cinq ans… et pour une fois MA place.

« C'est pas moi, c'est l'ARS qui a demandé cette réunion sans toi !… »

Ça, c'est le discours de mon nouveau chef, confirmé un peu plus tard à une consœur.

Je ne reçois plus aucune des informations qui pourrait me concerner (le VIDE quoi ! Avec un grand V, le néant, l'immensément con…).

Les cartes ont été redistribuées un peu rapidement par le président de la CME et la direction, avec en premier rôle désormais celui qui dix ans plus tôt m'avait virée des soins hautement spécialisés en tant que grand chef Sioux de ce secteur, celui qui avait viré ma collègue aussi. Drôle, non ?

Notre directeur l'aime bien ; s'il savait comment il a pu diviser pour mieux régner !

Elle peut être contente, la chef d'anesthésie, désormais le Prince consort est à la bonne place sur l'échiquier.

Mes prescriptions non vitales sont changées dans mon dos par ce grand monsieur ! Les tableaux de garde sont faits avec Bibi dans le rôle du « bouche-trou de service » !

Mon courrier destiné à mes patients est intercepté par mon chef de service.

*

« Marc,

à ce stade de l'histoire tu dois te retourner dans ta tombe.

Décidément tous les deux, Pierre (celui qui m'avait le premier mis le pied à l'étrier) et toi, vous n'allez pas dormir en paix tout le reste de votre mort.

Ainsi va la vie.

Ah, si tu m'avais fait confiance plus tôt, je te l'aurais tenu ton service. J'aurais œuvré en toute discrétion mais aussi avec la poigne nécessaire.

Je n'aurais pas divisé, j'aurais fédéré ton équipe de soignants avec laquelle j'ai souvent été complice. Tous ces gens bien qui auraient aimé être plus écoutés, confortés dans leur choix professionnel.

Seulement beaucoup ont quitté le « navire » comme tu aimais à le dire et aujourd'hui ne restent que des jeunes pleins de bonne volonté certes mais qui n'ont pas connu la grande époque qui nous faisait vibrer, qui nous faisait travailler les week-ends sans rémunération. Ce service, réputé bien au-delà de la région, il n'est plus, il a coulé en même temps que toi, la proue en premier et nous, nous sommes tombés les uns après les autres dans l'eau glacée.

Moi, Florence, qu'est-ce que je l'ai aimé ce service, j'ai tout sacrifié pour lui et, parce que je l'aime toujours, j'écris, j'écris et j'écris encore.

Là, je suis sur le radeau j'écris toujours et encore puis je jetterai la bouteille à la mer. Je ne veux pas oublier.

D'autres doivent savoir et comprendre.

Comprendre surtout l'absurdité de ces dérives managériales qui détruisent des services entiers et vont contre les intérêts et la santé des patients de notre hôpital public.

J'ai froid de ma solitude, l'eau est vraiment glacée et je vais finir par couler avec vous tous. Mais je me battrais jusqu'au bout tu le sais, Marc.

En tout cas, je n'ai pas tiré le joker et j'ai eu droit de passer mon tour : la direction voudrait même soudain créer une réanimation cardiaque de 4 lits. « Ah bon, c'est facile de reprendre mes idées, je la voulais cette "réa cardiaque" et ce depuis vingt-cinq ans, mais l'administration n'en voulait pas ! »

Eh bien aujourd'hui, l'administration nous en donne les moyens et… ce sera sans cardiologue-réanimateur et surtout sans moi.

Oui, vous avez bien lu, aujourd'hui, il n'y a aucun cardiologue qui ait la double casquette officielle.

Donc ce sera une « réa cardiaque » tenue par un anesthésiste-réanimateur qu'on va faire venir de loin.

Mais où va-t-on ?

Et la prise en charge des patients en choc cardiaque médical ? Ces gens savent-ils vraiment ce qu'est une réa cardiaque ?...

L'IGAS a recommandé un poste sur Bordeaux il y a maintenant un an et demi. Une filière doit se mettre en place afin de permettre aux patients insuffisants cardiaques (de l'ancienne région Limousin et des départements limitrophes) d'accéder à la transplantation cardiaque dans un respect d'égalité de chance et de qualité de soins en développant une stratégie de prise en charge de groupe multidisciplinaire au sein de la région Nouvelle Aquitaine. Nous devons maintenir des soins de proximité et de recours pour les patients de l'ancienne région Limousin.

Un « ami » chirurgien cardiaque (un de mes nouveaux chefs) a écrit à lui tout seul le projet de filière de prise en charge de l'insuffisance cardiaque dans la grande région Nouvelle-Aquitaine. Et ce, alors qu'il n'a plus l'autorisation de greffe et surtout qu'il est chirurgien et non cardiologue. Bizarre, non ?

Comme quoi être spécialiste ne sert à rien puisque tout le monde peut écrire sur tous les sujets.

En tout cas, probablement pour se mettre en avant (Chuut ! Il attend une agrégation prochaine !), il l'a fait sans m'en avertir et sans mon aide ni d'ailleurs celle des autres cardiologues de l'étage.

Remarquez, c'était facile, bonne poire, j'avais déjà écrit tous les protocoles !

Pourtant je me suis manifestée. Seulement il était trop débordé pour me recevoir. Le pauvre, il n'a pas eu le temps, avec toute cette restructuration à réécrire. Pas le temps pour deux heures de réunion avec Bordeaux...

Un jour même, alors que je le relance pour la énième fois, il me répond sèchement : « Mais, contente-toi de mieux coder au lieu de me poser toujours la même question ! On perd de l'argent là ! On n'arrête pas de vous le dire ! »

Je vous explique : aujourd'hui, à l'hôpital, on ne parle pas entre nous, on ne communique pas, on « code ». Depuis l'instauration de la T2A (tarification à l'activité) en 2004 qui va déterminer les ressources d'un hôpital, on doit coder chacun de nos actes pour qu'ils soient correctement répertoriés puisque c'est le volume d'activité d'un établissement qui va déterminer sa dotation budgétaire… C'est dire l'enjeu du codage !

Déjà que ce n'était pas facile de se comprendre avant et bien là je ne vous dis pas quand il faut décoder… Il nous faut parfois appeler le technicien spécialisé qui s'occupe de décoder le technicien qui nous code ! Capisci ?

Ajoutons qu'on a aussi fait la une des journaux concernant ces fameux codages tout dernièrement car il semblerait que les pertes d'argent des hôpitaux ne soient pas tout à fait liées aux mauvaises gestions médicales…

Mon nouveau chef de service a même ajouté que « mon devenir (et donc celui de mes patients) n'était pas son problème actuel »…

Mais alors nos patients, on en fait quoi ?

Parce que oui, je me permets de vous préciser tout de même que 74 patients transplantés en grande demande de suivi médical et psychologique sont pris en otages au milieu de vos petites guéguerres d'ego…

Épilogue

Je suis en arrêt de travail (à force de ne pas avoir de travail). Ça s'appelle donc le bore-out. Depuis exactement, à ma montre à quartz, le 18 mars 2017 à 12 heures 15 minutes et 30 secondes et pour une durée indéterminée.

Oui j'ai pensé disparaître, oui j'ai hurlé ma souffrance à mes proches !

Mes supérieurs s'en fichent a priori.

Les patients sont en déshérence (mais ce n'est pas « leur » problème ni leur priorité).

Les patients ont rencontré le chef de service, le directeur de l'hôpital de Limoges, un médecin de l'ARS oui, oui et... ils ne sont pas compris.

Les patients ont écrit à toutes les instances supérieures jusqu'au ministère de la Santé et des Solidarités.

Les patients qui le peuvent (car ils subissent une double peine en n'étant pas pris en charge pour leurs transports) fuient vers d'autres centres.

Les patients vont finir par décéder faute de soins spécifiques,

Les patients s'expriment dans les journaux locaux.

Amen !

Leur médecin a été empêché de travailler. Oui car j'ai essayé de retravailler mais ça... c'était compter sans ma hiérarchie.

On m'a même rétrogradée dans mes fonctions et ôtée de l'organigramme de service alors que j'attendais qu'on s'organise (tout ceci avalisé au plus haut niveau).

À l'aide ! Entendez-vous mon cri de désespoir ?

Vingt-cinq ans de plein investissement et d'épanouissement professionnel !

Mon travail n'est plus reconnu.

Pire, il est sali, nié.

Encore pire, il est usurpé !

Mes nouveaux supérieurs ne m'entendent pas.

Chaque administratif que je préviens se lie avec les autres pour ne pas me répondre.

Ah ! ce XXIe siècle et ces progrès gigantesques en communication !

Sans vergogne, on vous isole !

Le service est divisé aux deux sens du terme.

Des collègues chirurgiens expriment leur souffrance, mais ne sont pas écoutés. Leurs plages opératoires « sautent » comme ça par « l'opération » du Saint-Esprit !

La réponse de notre directeur : « Vous vous trompez vraiment ! »

De son bureau, il en sait quoi de notre souffrance ce monsieur !

Sauvez le soldat Rollé et sa petite troupe !

Attendez, attendez, ne partez pas !…

J'ai une triste nouvelle à vous apprendre :

C'est la fin, Florence a lâché le radeau, elle a coulé comme ça d'un coup, d'un seul. Comme une pierre. On n'a rien pu faire, vraiment !

Ils étaient tous là pour la regarder plonger lorsqu'elle a lâché prise !

Quel spectacle ! Trop beau !

Elle a rejoint Constantin, Pierre, Marc, Claude, Momo, François, Alessandro, Odile, Véronique, Josiane, Karine… et « ses » patients.

Quel gâchis ! Quel scandale !

Chapitre 12

École de Rennes

Y a-t-il un pilote dans l'avion ?

Plantée au détour de l'avenue du Professeur-Léon-Bernard, en plein cœur du campus Villejean à Rennes, l'École des hautes études en santé publique (EHESP) ressemble à un gosse de riches égaré dans une banlieue ouvrière : formes horizontales élancées, habile mariage du bois, du verre et de la pierre, volée d'escaliers en pente douce menant à une large porte vitrée surmontée des drapeaux français, européen et de l'EHESP, pelouses impeccables, locaux modernes et soignés.

Au milieu de bâtiments universitaires qui frôlent le demi-siècle (ceux des sciences sociales et plus loin de médecine et de pharmacie), l'EHESP a tout d'une école de commerce privée… sauf qu'il s'agit d'un établissement public où sont formés tous les cadres du système de santé français. Et notamment les directeurs et directeurs adjoints des hôpitaux.

L'école de Rennes, c'est l'endroit où l'on est censé apprendre « à casser du médecin » selon la rumeur urbaine qui circule dans tous les services hospitaliers de France. Des têtes bien faites (Sciences-Po, Normale sup, masters de Dauphine, etc.) dont la moitié a déjà une première expérience professionnelle, sont recrutées sur concours[1]. Elles viennent passer deux années en Bretagne pour apprendre le droit des établissements de santé et des usagers, le pilotage de projets, le contrôle de gestion, le management financier, le marketing hospitalier, etc. Et bien entendu s'initier au management stratégique, à la gouvernance, sans oublier la gestion de crise. Un « stage long de direction » occupe huit mois de leur seconde année, immersion lors de laquelle les élèves directeurs partent découvrir – en conditions réelles – le difficile métier qu'ils ont choisi…

Derrière son bureau où ne trône que son ordinateur (« j'ai pris le virage du zéro papier »), Alain Mourier ne peut ignorer l'orage qui gronde au-dessus de ses amphithéâtres, mais il affecte de se comporter comme si tout allait bien dans le meilleur des mondes hospitaliers. Directeur de la formation des futurs directeurs depuis janvier 2016, il a occupé des postes de directeur adjoint aux Hospices civils de Lyon, à Aubenas, à Arles et au CHU de Nantes avant de se spécialiser dans les domaines des achats et des processus supports.

Fier de ses élèves (« des gens très engagés dans l'associatif ou l'humanitaire et qui ne viennent pas ici par hasard »), il a visiblement décidé de po-si-ti-ver : « J'entends dire que le directeur serait systématiquement contre les médecins, c'est faux ! Un hôpital ne peut pas fonctionner contre sa communauté médicale. La direction, les médecins et les soignants sont des alliés. Après, il y a toujours des médecins qui sont très individualistes, qui ne sont pas dans une logique institutionnelle et qui se montrent très critiques avec leur direction… Mais le directeur n'a pas de pouvoir contre un médecin. Il ne peut pas décider

1. Les promotions d'élèves directeurs de l'EHESP comptent 60 à 80 élèves, ce qui permet de compenser chaque année la moitié des 150 départs en retraite qui interviennent dans le corps des 2 500 directeurs et directeurs adjoints des hôpitaux publics.

de le démettre. Quand il y a un conflit entre le corps médical et un directeur, en général, c'est le directeur qui saute ! »

Des propos qui ne manqueront pas de surprendre les nombreux médecins qui témoignent dans ce livre des mauvais sorts qui leur ont été réservés par leur direction…

Nous revient alors en mémoire le témoignage, forcément anonyme, d'un directeur adjoint qui, encore empli d'effroi, nous racontait comment il avait vu arriver un nouveau directeur, très vite surnommé « Terminator ». Ayant décidé de « faire le ménage » et de ne s'entourer que de médecins qu'il avait choisis, il allait « faire régner une sorte de terreur » : « Nous avons très vite vu qu'il était capable d'aller très loin pour obtenir ce qu'il voulait. Il s'arrangeait pour casser les gens en prenant soin de ne pas risquer de qualification pénale. Tous ceux qui étaient là avant étaient des "nuls". Et au bout de quelques semaines, face à lui, il n'y avait plus que des moutons de Panurge[1]… »

*

Quand on lui demande de nous tracer le portrait-robot du directeur idéal, du modèle de dirigeant qu'il expose à ses élèves, Alain Mourier n'hésite pas une seconde. « L'humain avant tout », tel est son leitmotiv : « Tout d'abord, la dimension managériale, la capacité relationnelle à faire travailler en équipe. Plus que jamais ! Plus, bien sûr, des compétences techniques sur les finances, les ressources humaines. Mais je mettrais en exergue la capacité à décider et à faire preuve d'empathie. Je pense que la dimension humaine d'un directeur est absolument essentielle ! »

Mais pourquoi alors les médecins sont-ils persuadés que la plupart des directeurs d'établissements sont là « pour casser du

1. Lire également le chapitre 13, « La mort aux trousses. Récit d'une descente aux enfers ».

médecin », que l'école de Rennes forme des *cost-killers* pourfendeurs de toubibs ? « Ce ne sont que des clichés, estime Alain Mourier. Je dirais qu'il s'agit surtout de deux mondes qui se connaissent mal. De deux cultures très différentes. Et nous avons encore plus de problèmes avec les jeunes médecins… »

Le très expérimenté Édouard Couty, médiateur national chargé depuis janvier 2017 d'arbitrer les nombreux conflits qui éclatent ces dernières années dans le monde hospitalier[1], pense lui aussi que la méconnaissance mutuelle est une des vraies origines du mal : « Et c'est avant tout un problème de formation, et des directeurs et des médecins. Pour moi, à l'école de Rennes, il faut améliorer trois choses. D'abord, mieux apprendre le fonctionnement de l'État, les comptes de la Nation, ceux de la Sécurité sociale, le fonctionnement du ministère de la Santé, des ARS. Les futurs directeurs doivent mieux savoir comment fonctionne leur autorité de tutelle.

Ensuite, je pense qu'il y a un déficit de formation dans le domaine des relations humaines qui les attendent avec la communauté médicale. Les élèves doivent mieux connaître la sociologie des médecins hospitaliers et des différentes professions hospitalières.

Enfin, il faut privilégier une approche personnalisée de la gestion RH, aborder la question de la souffrance au travail… Ça implique une reconnaissance de la qualité du travail et des efforts des personnels, le respect mutuel. Les élèves devraient aussi améliorer leur connaissance du dialogue social et de la négociation. »

Voilà pour le cursus des futurs dirigeants d'hôpitaux. Quant aux médecins qui sortent des facultés, le médiateur pense que leur méconnaissance est « encore pire » : « Il y a, dans les études

1. Lire chapitre 9, « Édouard Couty, médiateur national, seul face au tsunami ».

de médecine, peu de formation à la santé publique, au code de la santé publique et au management. Juste une petite sensibilisation en premier cycle. Ceux qui veulent devenir praticien hospitalier ne sauront qu'au travers de leurs stages d'internat ce qu'est un hôpital, comment il fonctionne, quels y sont les pouvoirs, qu'est-ce qu'une équipe soignante. Pour les chefs de pôle et les chefs de service, il faudrait généraliser la formation au management et insister particulièrement sur les relations humaines, la prévention et la gestion des conflits, la conduite du changement et le management participatif. »

*

De toute évidence, l'école de Rennes gagnerait à densifier son cursus en se nourrissant mieux, elle et ses élèves, de la réalité du terrain, aussi rude soit-elle. Ce qui devrait être favorisé par une possible réforme des études à l'horizon de janvier 2019 avec désormais une alternance de périodes de formation de deux semaines à l'EHESP et de deux mois en hôpital.

Ce n'est pourtant pas faute d'intégrer dans son staff des professionnels aguerris. Ayant exercé des fonctions de DRH dans trois hôpitaux (à Elbeuf-Louviers en Normandie, à Laval et à Brest) durant une quinzaine d'années, Yann Dubois est aujourd'hui responsable des enseignements en gestion RH et en management. Il n'a pas oublié le caractère « conflictuel » des relations au sein de ces établissements et admet « qu'être DRH en milieu hospitalier est un sacerdoce ».

Invité début septembre 2017 à un colloque organisé à Levallois-Perret par le Syncass-Cfdt[1], un syndicat de cadres dirigeants de l'hôpital public, sur le thème « Des relations professionnelles difficiles au harcèlement. Parlons-en ! », Yann Dubois

1. Lire le chapitre 6, « Entre le marteau et l'enclume, les directeurs souffrent aussi ».

a parfois eu du mal à défendre sur ce sujet le flambeau de l'EHESP. La première question était, il est vrai, fort directe : « On reproche souvent à l'école de ne pas former des directeurs adaptés à la fonction. C'est une plainte récurrente que nous entendons, qu'en pensez-vous ? »

Brièvement dans les cordes, Yann Dubois se lançait courageusement : « Ce matin, le philosophe Pierre-Olivier Monteil nous a dit : "Le pouvoir, ça s'apprend !" Pas facile de concevoir un cours sur la gestion du désaccord ou sur l'exercice du pouvoir… À l'EHESP, nous réorientons très fortement notre enseignement vers la posture managériale. Nous insistons beaucoup moins qu'avant sur la notion de connaissances et plus sur l'acquisition de compétences. Notamment l'acquisition d'une posture pour la gestion d'équipe et la gestion des conflits. On a créé des miniconférences opérationnelles au sein desquelles on aborde des thèmes d'actualité. On aura bientôt – et pour la première fois – une conférence sur le harcèlement moral et sexuel. Il y en aura aussi une sur l'égalité professionnelle hommes-femmes… »

Voilà un bien petit volume horaire pour un si grand problème et pourquoi donc mêler le harcèlement moral et le harcèlement sexuel ? Mais ce n'est pas tout : « Nous avons aussi développé ce que l'on appelle des simulations. Ça existe beaucoup lors de la formation des médecins et des infirmières. Nous avons donc créé des ateliers de simulation managériale. Par exemple sur les entretiens difficiles, quand on est stressé parce qu'on reçoit un agent pour lui annoncer une mauvaise nouvelle comme une fin de contrat, une mutation ou une procédure disciplinaire. Quand on a 26-27 ans, et qu'on n'a aucune expérience professionnelle, c'est quand même très dur. Et le fait d'être stressé peut amener à adopter une posture extrêmement dure et sans concession. Ce qui peut générer *in fine* des relations professionnelles difficiles, voire des situations de harcèlement. Nous faisons travailler nos élèves sous forme de jeux de rôles. »

Sentant sans doute que la donne ne lui était pas favorable, l'enseignant tenta alors d'abattre la carte « valeurs », souvent un atout décisif devant ce type d'assemblée : « Et puis, de façon plus informelle, notamment dans le choix de nos intervenants, nous essayons de faire émerger des valeurs qui sont propres à un management humain, si je puis dire. Ces valeurs sont très classiques : faire preuve de discernement, de pondération, d'humanisme et de convivialité. Bref, faire preuve de respect de l'autre, tout simplement… »

Pour terminer son intervention en beauté, Yann Dubois eut envie d'utiliser une métaphore : « Lorsqu'un général romain remportait une grande bataille et qu'il revenait à Rome parader devant le peuple, il y avait toujours un esclave posté derrière lui sur son char et qui lui murmurait à l'oreille : "*Hominem te esse memento.*" Souviens-toi que tu n'es qu'un homme. Eh bien, à notre niveau, nous essayons de jouer ce rôle avec nos élèves futurs directeurs. Nous leur répétons à l'oreille de toujours agir avec équité, modestie et humanité. »

La métaphore finale – aussi efficace soit-elle – ne pouvait dissiper cette sensation un peu dérangeante d'une sorte de décalage entre la réponse du formateur et la question qui lui avait été posée à l'origine. Décalage accentué par la violence des témoignages qui seront ensuite diffusés et des situations qui seront évoquées tout au long de la journée par les cadres de direction présents dans la salle. De quoi mieux comprendre cette petite phrase de conclusion d'Anne Meunier, secrétaire générale du Syncass-Cdft, qui ne passait pas inaperçue : « Nous devons soutenir notre école pour qu'elle puisse encore évoluer dans ses apprentissages et dans les actions développées. »

Comme une mention « Peut mieux faire » en travers du bulletin de notes de l'école de Rennes…

*

Retour à Rennes dans les locaux de l'EHESP. Cette fois dans le vaste self-service qui chaque midi accueille dans un calme étonnant la majorité des 1 300 élèves issus de treize filières de formation de professionnels de santé.

Même si c'est son rôle de commis de l'État et de directeur d'école supérieure, Alain Mourier ne s'aventure jamais dans les eaux agitées des sujets qui fâchent. L'homme, fort prudent, n'aime pas s'éloigner du bord. Quand on évoque avec lui les effets indésirables de la loi HPST de 2009, assez unanimement déplorés d'un côté comme de l'autre, Alain Mourier se fait très mesuré : « Je ne pense pas que la loi HPST ait fait du directeur le grand patron de son hôpital. Ce qui est fondamental, c'est la relation entre le directeur et la communauté médicale. D'où l'importance de l'existence de la Commission médicale d'établissement, d'un directoire qui instaure en fait une direction partagée. »

En revanche, le directeur de la formation admet que l'instauration des chefs de pôle, qui supervisent plusieurs services et sont nommés par le directeur sur proposition de la CME, a profondément bouleversé et complexifié la géopolitique des hôpitaux : « Il est certain que la généralisation des chefs de pôle a créé de nouvelles vassalités, de nouveaux lieux de pouvoir. La création d'une fonction hiérarchique intermédiaire entre le directeur et les chefs de service a brouillé les cartes… et suscité de nouvelles sources de jalousie et de rivalités, et donc de conflits. »

Du coup, les directeurs auraient-ils, au moment de favoriser l'émergence d'un nouveau chef de pôle, tendance à se méfier des médecins à forte personnalité qui seraient, en théorie, moins malléables ? Nouveau coup de frein : « Ça, je ne le pense pas. Une forte personnalité peut au contraire vous aider à faire avancer les choses même s'il faut aussi savoir choisir des gens loyaux. Quoi qu'il en soit, ces profils seront préférables à mon sens à des profils un peu plus fuyants et pas nécessairement fiables. Mais nous n'avons pas de cours là-dessus à l'EHESP. Ça, c'est de l'humain… »

Une nouvelle fois à contre-courant, Alain Mourier estime que la création des Groupements hospitaliers territoriaux (GHT) – au lieu d'être source de tensions et de désordres supplémentaires – sera « la grosse réforme qui va faire bouger les lignes » : « Il n'y aura plus tous les services dans tous les établissements d'un même GHT mais ça permettra de mieux travailler sur la notion de parcours de soins. Ça fait consensus au-delà des chapelles politiques. » Mais pas forcément dans les couloirs des hôpitaux…

Pour Alain Mourier, « le vrai basculement », c'est l'instauration de la T2A[1] : « Beaucoup de difficultés viennent de cette problématique de financement. Comment, dans le contexte économique où nous vivons, maintenir un hôpital public de qualité s'il n'est pas rentable ? »

Et lui non plus n'a pas aimé le reportage diffusé dans le magazine « Envoyé spécial » sur France 2 le 7 septembre 2017 : « Déjà, le titre "Hôpital : la loi du marché[2]", ça ne veut rien dire. Nous n'avons pas d'actionnaires. Simplement, si nous gérons bien nos établissements, c'est bon pour les comptes de la Sécu ! Donc les méthodes de management évoluent et il faut que tout le monde soit performant. La performance et l'efficience[3] ne sont pas des gros mots et on peut le faire en

1. Tarification à l'acte.

2. Lire le chapitre 6, « Entre le marteau et l'enclume, les directeurs souffrent aussi ».

3. De l'anglais *efficiency* qui peut se traduire par « efficacité » au sens du rapport qualité-prix.

préservant la qualité de vie au travail. Les directeurs d'hôpitaux sont au cœur de tout ça, y compris dans les régions déshéritées... »

Drôle de personnage qui, à force de vouloir positiver sans cesse et de manier le non-dit avec obstination, en devient déroutant. Difficile de savoir ce qui chez lui est déni, langue de bois, *story-telling* ou analyses personnelles. Nous tentons d'évoquer avec lui un fait majeur – historique même – dans la crise que traverse le monde hospitalier, à savoir le suicide du Pr Jean-Louis Mégnien en décembre 2015 à l'hôpital Georges-Pompidou dirigé à l'époque par Anne Costa. Alors que nous le questionnons sur la force symbolique de ce drame, sur les graves accusations qui existent dans ce dossier avec une plainte contre X pour harcèlement moral déposée au pénal par Sophie Mégnien, Alain Mourier semble soudain ne plus rien penser du tout : « Sur cette affaire, je n'en sais pas plus que ce que j'ai lu dans la presse... et je ne connais pas Anne Costa. C'est une situation sûrement très très complexe... C'est difficile d'en discuter avec nos élèves. Ce n'est pas le quotidien qu'ils vont vivre... Franchement, je n'ai pas envie de leur en parler. On n'est pas focalisé là-dessus... En deuxième année, ils font un stage de huit mois en hôpital et ils voient bien la réalité de l'intérieur... »

Difficile de mieux refuser l'obstacle, quitte à sembler négliger un terrible fait divers qui aura marqué durablement le monde de l'hôpital public. Visiblement l'émotion, sans aller jusqu'à parler d'indignation, n'est pas arrivée jusqu'en Ille-et-Villaine.

Il y a trois mois, sortaient de l'EHESP les élèves de la 55e promotion, la « promotion Hippocrate » (joli clin d'œil) dont la marraine n'est autre qu'Irène Frachon, la médecin pneumologue sans laquelle le scandale du Mediator n'aurait peut-être jamais été révélé au grand public. Soixante et onze élèves d'une moyenne d'âge de 29 ans qui devraient désormais diffuser dans les hôpitaux français où ils exerceront l'exigence de vérité et les qualités de courage de la lanceuse d'alerte brestoise…

Chapitre 13

La mort aux trousses

Récit d'une descente aux enfers

L'homme, appelons-le le professeur G., est un praticien reconnu qui était en 2011 parvenu au summum de sa carrière médicale. Cardiologue éminent dans un hôpital universitaire du sud de la France, le professeur G. a souhaité témoigner anonymement pour tourner la page et pour que son calvaire ne recommence pas. Après bien des souffrances, il a effet obtenu de quitter l'hôpital où il exerçait avec son poste de PU-PH et a été nommé à plusieurs centaines de kilomètres de là. Un nouvel établissement où par chance il a été très bien accueilli. Il a pu s'intégrer et panser ses plaies.

Six ans après le début de ses ennuis, lui qui était si solide et confiant reste fragile. S'il se sait sorti d'affaire, si les pulsions suicidaires l'ont quitté, les larmes lui montent régulièrement aux yeux à la simple évocation de ces années de calvaire.

Ce que j'ai vécu est juste inconcevable, cela dépasse l'entendement. Si vous saviez toutes les saloperies qu'on m'a faites… C'est affreux. Ces gens sont capables de tout et lorsque vous êtes en pleine tourmente, il n'y a pas beaucoup de gens courageux pour vous venir en aide.

J'ai failli me jeter sous un train. Je me sentais si seul. Chaque fois que je voyais le TGV entrer en gare, je me disais qu'il y avait une solution simple à toute ma souffrance. Ce qui m'a aidé à survivre, ce sont ma famille, trois vrais amis dont deux confrères, un psychiatre et les antidépresseurs. Car je suis passé par une grave dépression qui a duré près d'un an et j'ai eu la chance de consulter un psychiatre très compétent spécialisé à S.[1] qui m'a permis de me remettre debout, de ne pas me tromper de combat…

Un an après mon transfert à M., je fais encore de nombreux cauchemars et je me réveille encore la nuit terrifié en me demandant si je suis bien là ou encore à S…

Heureusement, un jour, j'ai fait une rencontre miraculeuse qui m'a sauvé la vie, je pense. Un ami cher qui m'a proposé son aide pour acheminer enfin mon dossier aux personnes décideuses compétentes alors que j'avais échoué par de nombreux autres canaux.

Alors, oui, j'ai eu de la chance dans mon malheur. La chance qu'un de mes courriers expédiés en hauts lieux arrive enfin sur le bureau de conseillers ministériels de mes deux ministères de tutelle (Santé et Université) qui ont été à l'écoute et capables de compassion et d'humanité. Ils ont eu la volonté – et le pouvoir – de m'aider vraiment à me sortir rapidement de cet hôpital qui était devenu mon enfer. Quelques jours après, j'étais reçu au ministère. Un conseiller m'expliquait que ce que je vivais apparaissait comme scandaleux et qu'il fallait aussi absolument que je me défende sur le plan légal. La solution la plus adéquate pour me protéger rapidement à court terme était de me transférer dans un autre hôpital. Le conseiller m'expliqua en effet que

1. Les initiales des lieux ont été modifiées pour préserver l'anonymat du Professeur G.

ce serait difficile, mais pas impossible, de me rétablir dans mes fonctions antérieures, car cela risquait de créer un précédent. Ce ne sont jamais les harceleurs qui sont sanctionnés et transférés, voire rétrogradés ; non, ce sont les harcelés qui sont sanctionnés en voyant leur carrière freinée ou brisée et qui sont transférés ailleurs, loin d'un endroit où souvent ils avaient construit leur parcours et leur vie familiale. On sait combien les postes à un certain niveau de compétences sont rares et les hôpitaux prompts à défendre les leurs. Le fait de partir avec mon poste qui disparaîtrait de mon ancien hôpital (mesure punitive) et de choisir mon point de chute me semblait être une amorce de réparation. Il fut donc fait ainsi. J'ai pu sortir de l'enfer avec mon poste et partir redémarrer dans un autre hôpital où tout va pour le mieux et où je reconstruis ma vie professionnelle…

*

Ce qui est dingue, c'est qu'aujourd'hui j'ai renoncé à témoigner dans ce livre à visage découvert par souci de me détacher et de m'éloigner de cette histoire douloureuse, mais aussi par peur de nouvelles représailles contre moi et mes proches. Je sais de quoi ils pourraient être capables et j'ai tellement souffert pour m'en sortir, pour que ce harcèlement orchestré au quotidien cesse, que je suis saisi d'effroi à l'idée que cela puisse recommencer d'une autre manière. C'est très injuste, me direz-vous, puisque ce sont là encore les victimes qui doivent se taire, les victimes qui ont peur alors que les bourreaux paradent encore et souvent en toute impunité.

Mais aujourd'hui, j'ai un dossier qui se présente bien pour obtenir justice, pour que ces personnes maltraitantes aient enfin à répondre de leurs actes indignes. Le nouveau directeur de l'hôpital, à la suite des décisions ministérielles, m'a enfin accordé la protection fonctionnelle[1] et ce près d'un an après avoir reconnu par écrit mon « état de souffrance au travail » et de « grande détresse ». Le rythme de l'administration n'est pas celui des harceleurs ni celui de la souffrance humaine... Désormais loin, j'ai tout mon temps pour obtenir justice et réparation, ce qui me permettra enfin de me reconstruire !

*

Tout commence en 2006. Je suis au summum de ma carrière, je dirige un service de près de cent personnes où j'ai beaucoup fait en termes de recrutement de praticiens et de créations de postes, mais aussi de travaux de recherche thérapeutique innovants dans le cadre d'un laboratoire de recherche labellisé que j'ai mis en place à mon arrivée et que je dirige. J'aime mon métier, j'aime l'hôpital où je travaille. J'ai énormément travaillé pour arriver là mais je me sens à ma place.

Sans me méfier alors, ayant déjà de nombreuses charges et responsabilités universitaires, hospitalières et administratives, je confie la coordination de notre pôle à un confrère, appelons le Pr B., que j'ai par ailleurs beaucoup aidé à sa demande pour sa nomination de PU-PH dans notre université, notamment dans le cadre de ses publications scientifiques. Le Pr B. était arrivé en France avec un diplôme étranger. Nous avons un accord, lui et moi : il occupe ce poste de coordinateur durant quatre ans seulement, puis je dois lui succéder. Deux ans plus tard, la nouvelle loi HPST transforme les fonctions de coordinateur de pôle en chef de pôle. B. postule et est choisi par la direction. Cela lui confère maintenant des pouvoirs absolus et il se

1. L'institution reconnaît ainsi le caractère professionnel de la maladie et prend en charge tous les frais d'avocats du plaignant lors de ses différentes procédures.

retrouve hiérarchiquement sans consensus au-dessus de moi. Il peut alors subitement tout décider au sein du pôle.

Les premiers signes du piège qui va se refermer sur moi apparaissent en 2011. Mon cher confrère se met à organiser des réunions importantes pour mon service certains jours où je ne suis pas là en raison de responsabilités nationales que j'ai acceptées. Sur le coup, je laisse passer. Sans doute parce que je me sens un peu intouchable.

Mais en fait, je n'ai pas réalisé que j'avais déjà commis une erreur impardonnable pour certains : j'avais dénoncé l'acquisition par l'hôpital d'un équipement qui était le plus cher des produits en lice et le moins sûr pour les patients. Moment de tension au cours duquel j'avais pu recueillir cette phrase surréaliste du directeur de l'hôpital : « J'ai dû choisir ce produit avec un pistolet sur la table !... »

Une autre fois, alors que je dois envoyer à l'ARS un rapport dans le cadre de ma fonction régionale sur l'organisation de notre spécialité sur le plan territorial, il est venu demander à ma secrétaire de modifier mon propre courrier et d'y ajouter que tout courrier ultérieur doit lui être également destiné en copie. Ma secrétaire, qui avait aussi eu droit à une petite visite de la cadre de pôle, n'a pas supporté ces pressions. Elle est partie six semaines en arrêt maladie tellement elle avait été bouleversée... Quand je vais voir notre chef de pôle, il me répond juste qu'il n'était pas là ce jour-là et donc qu'il est étranger à cette décision. Sèchement, en réprimant un petit sourire qui en disait long sur ses intentions. La cadre de pôle, elle, me confirme qu'elle ne donne pas ce type de consigne sans ordre direct du chef de pôle.

Alors qu'un de mes anciens élèves, le Pr R., est tout récemment devenu agrégé en 2010, B. convoque tous les praticiens hospitaliers du service et annonce, en mon absence durant mes congés d'été, que mon service va, sous peu, être divisé en deux au profit de R..

Cette division de service apparaît anachronique et étrange vu que la logique était plutôt au regroupement. Le chef de pôle décide de nommer R. comme chef du nouveau service créé par cette réorganisation. R. est son complice direct car largement bénéficiaire de cette réorganisation des services à mes dépens. Il était connu pour avoir un ego surdimensionné qui faisait beaucoup rire certains dans les couloirs du service et de l'hôpital. Je n'y voyais pas à l'époque de raisons suffisantes pour me méfier de lui.

Je commence à comprendre que leur stratégie est alors de diviser pour régner et surtout de préparer ma décapitation. Désormais, je ne participe plus à rien. Le chef de pôle contrôle tout. Le directeur ne répond plus à mes courriers, même sur mes fonctions de responsable et décideur concernant la stratégie de soins territoriale. J'avais deux secrétaires, je n'en ai plus qu'une et seulement à 80 %. On ne s'en sort plus au quotidien pour tout le travail de gestion que nous avons à faire… Je perds un collaborateur fidèle et mes deux seuls postes avec versant universitaire sont transférés dans les autres services du pôle. Le nombre de mes internes est réduit de plus de la moitié.

C'est brutal, mais disons que pour l'instant ça reste dans les convenances.

Je n'ai encore rien vu.

*

Désormais je n'assiste plus aux réunions entre le chef de pôle et les chefs de service qui sont organisées lorsque je suis absent pour obligations professionnelles et je ne suis plus convié aux réunions officielles. Je proteste et le signale mais rien n'y fait. Ils s'arrangent à chaque fois pour les faire quand je ne suis pas disponible. Un jour d'octobre 2012, j'ai une discussion avec B. où il me fait beaucoup de reproches sur la gestion de mon service. Je tente de m'expliquer avec lui. Je lui rappelle que lorsqu'ils sont arrivés, son épouse et lui, avec leurs diplômes étrangers, je les ai aidés à ce qu'ils soient reconnus en France. Que je l'ai beaucoup épaulé et fait travailler pour préparer son agrégation, compléter son dossier scientifique. Et je finis par lui dire que je ne peux le considérer comme un chef avec un pouvoir absolu qui peut m'exclure et me contraindre dans mes décisions, et que la fonction de chef par ailleurs doit se mériter au quotidien…

Il est bien sûr allé aussitôt dans le bureau du directeur pour dire que je l'avais humilié, il a sous-entendu que j'étais raciste. Et c'est quand j'ai appris qu'il avait joué sur ce terrain-là que j'ai décidé de me défendre. Il a même fait courir le bruit d'une insulte raciste que je lui aurais balancée. C'était insupportable et contraire à tous mes principes et à ceux de ma famille. Moi qui avais aidé tant d'étrangers pour leur intégration en France. Il le savait parfaitement.

Un confrère chef de service courageux m'a accompagné à ma convocation devant le directeur, le président de la CME, et le doyen. Je me suis retrouvé comme devant un tribunal. Ils m'ont sommé de démissionner de ma responsabilité de chef de service, me disant que sinon c'est eux qui allaient me l'enlever.

Quand je me suis décidé à faire savoir ce qu'ils m'infligeaient, notamment ailleurs en France, ils ont été outrés. Devant la Commission médicale d'établissement, en mon absence pour arrêt de travail, ils ont osé dire que j'avais insulté B.. Sur la vingtaine de personnes présentes, seules trois ou quatre m'ont défendu. C'est dire le climat qu'ils faisaient régner dans l'hôpital !

Une seule personne présente à cet échange verbal avec le chef de pôle en octobre a été assez courageuse pour dire que c'était faux et que je ne l'avais pas insulté mais lui avais juste rappelé l'aide indispensable que je lui avais apportée dans sa progression de carrière à l'hôpital.

Je suis alors sidéré par la tournure des événements. Le désarroi est si fort que je me sens anéanti. Le 15 janvier 2013, lors d'un premier arrêt de travail, la décision est prise de me retirer bientôt mon poste de chef de service.

Le vendredi 15 mars, je reçois une lettre du directeur d'hôpital qui me révoque de mes fonctions de chef de service et fait disparaître mon service au profit de mon ancien élève, le Pr R.. Avant 2009 et l'avènement de la loi HPST, la nomination et la révocation (fait rarissime) des chefs de service à l'hôpital relevaient de prérogatives directes de nos ministres de tutelle. Ce pouvoir a été par cette loi délégué localement aux directeurs d'hôpitaux.

Dans la foulée, mon secrétariat est purement et simplement supprimé, ma secrétaire, très efficace et bien formée, est affectée à des tâches subalternes et déplacée dans un *open space* à l'accueil situé à deux cents mètres de mon bureau et de mon lieu de consultation. Ils font vider tous les dossiers de malades et documents administratifs des trois grandes bibliothèques du bureau de ma secrétaire et les font déposer à même le sol dans mon bureau, le rendant complètement impraticable pour des mois. Ma ligne téléphonique personnelle d'accès via mon secrétariat (accès patient et administratif) est supprimée. Le téléphone sonnait alors dans le vide directement dans mon bureau où je ne suis que très rarement car j'officie ailleurs. Mon nom disparaît des en-têtes de service et des courriers de patients. Je n'ai plus d'internes ni de collaborateurs. Le chef de pôle interdit à mon ancien et fidèle collaborateur de travailler avec moi sous peine de représailles sur sa progression de carrière…

Cette fois, c'était clair et net, dans cet hôpital je n'existais plus ! Ou plus précisément, certains ne voulaient plus de moi…

Là, j'ai décidé d'aller voir la directrice régionale de l'ARS qui m'a dit que ces « trois horribles machos » (directeur général, président de CME et doyen) étaient « ingérables » et ne lui faisaient que des misères. Elle ne m'a parlé que de ses difficultés relationnelles personnelles avec eux pendant une demi-heure… Elle a d'ailleurs fini par quitter rapidement son poste et la Région. Pourtant à son niveau, elle pouvait tout à fait intervenir et arrêter le massacre…

*

C'est là que j'ai vraiment compris que cette loi HPST avait créé des états de non-droit dans les hôpitaux, avec des directeurs dotés du pouvoir absolu et entourés d'une cour de personnes obéissantes et corvéables à merci. Et d'autres gens passifs qui ne veulent surtout pas d'ennuis et du coup ne veulent ni voir ni entendre ni rien savoir. Des fois qu'ils devraient prendre parti et plonger aussi ! Ce qui favorise l'éclosion des guerres d'ego et de territoires pour de petits royaumes que personne ne veut partager.

Je suis efficace dans le développement de thérapeutiques innovantes que je propose aux patients et pour cela je suis connu nationalement et internationalement. Cela attise les jalousies locales de mes confrères du pôle. Comme par ailleurs je ne supporte pas les manigances et les décisions qui sont contraires aux intérêts des patients, j'ai un côté « lanceur d'alerte ». Forcément, à chaque fois que je me suis opposé à quelque chose qui me choquait, le boomerang n'a pas tardé. Ces gens qui se voudraient tout-puissants localement ne supportent pas qu'on leur dise, même le plus posément possible, que ce qu'ils font ou veulent faire est amoral, absurde voire illégal. Et dès que vous sortez la tête du rang pour donner votre avis, ils déclenchent toute la puissance de leurs réseaux contre vous. Après, vous avez un choix très clair : ne rien dire et mettre votre conscience ou vos principes en sommeil (vous êtes détruit peu à peu et souffrez en silence) ou vous continuez de protester contre les maltraitances et vous subissez ce que j'ai subi !

Alors à un moment, j'ai essayé de me protéger, j'avais aussi une vie professionnelle ailleurs. J'avais écrit plusieurs livres scientifiques dans les trois domaines où je travaille qui ont très bien marché et je me suis mis de façon salutaire à travailler sur les rééditions qui étaient en commande. Sans immodestie, je dois dire que, comme pour les autres médecins hospitaliers dans la même situation, c'est un gâchis énorme de compétences. Au détriment premier du soin des patients. Et nous sommes des dizaines à travers la France dans mon cas. Le confrère qui m'a aidé en témoignant en ma faveur dans mon hôpital a lui aussi été harcelé et placardisé alors que c'est un des meilleurs médecins internistes du pays avec qui nous avions des patients en commun. Ils ont fermé brutalement son laboratoire de recherche qui était internationalement réputé. Ce qui en plus a mis six personnes au chômage.

Ma seule consolation est que je remporte et conserve durant cette période, haut la main, tous les postes à responsabilités régionale ou territoriale (présidences et directions) requérant un large vote démocratique des confrères de ma spécialité.

Pendant ce temps, mes créneaux de consultations sont réduits au tiers et il y a des patients en manque impératif de soins qui ne sont pas pris en charge aussi vite qu'avant, qui attendent jusqu'à six mois pour une consultation ou un examen alors qu'avant le délai était de deux à trois semaines. Ils sont privés de leur praticien expert personnel en qui ils ont confiance. Je sais qu'ils écrivent souvent à la directrice mais ça ne change rien. Si la prise en charge des patients était leur souci majeur, ils n'agiraient pas ainsi ! Mon laboratoire de recherche et mes DIU[1] d'enseignements nationaux mis en place il y a vingt ans sont supprimés.

*

Et puis un jour, j'ai comme un sursaut. Comme si je me réveillais soudain après avoir reçu trop de coups. La tentative d'accusation immonde à connotation raciste a été trop insupportable pour moi et les miens. Je me suis alors mis à parler de moi à la troisième personne et je me suis dit que je ne pouvais pas me laisser dans cet enfer. Heureusement que j'ai eu ce déclic, sinon peut-être qu'aujourd'hui je serais encore coincé là-bas, comme d'autres, sans parvenir à me défendre. Peut-être aussi que je ne serais plus de ce monde…

De ce jour, j'ai enclenché ma contre-attaque. Je suis allé devant la commission de réforme, qui est l'équivalent de la CPAM (Sécurité sociale) dans la fonction publique, et là, en février 2015, je gagne : l'imputabilité au service de mes accidents est reconnue. Mon employeur, l'hôpital de S., est reconnu responsable de l'état dans lequel je suis, de la dégradation de ma santé. C'est en cela que mon parcours est assez exemplaire. Il fallait qu'il y ait un fait concret, une sorte de déclencheur qui vous a fait disjoncter, et il existait : c'était ma convocation en décembre 2012 devant le directeur, le président de la CME, le doyen et le Pr B. où ils m'ont mis sous pression pour que je démissionne. La reconnaissance d'imputabilité au service, c'est une victoire énorme, un événement très puissant. Cela vous ouvre enfin des droits. J'aurais pu, si j'étais resté sur place dans cet état de délabrement psychique, m'arrêter et être payé jusqu'à ma retraite sans travailler mais j'ai eu un autre avenir… J'ai été

1. Diplômes interuniversitaires.

convoqué au ministère, où j'ai eu la chance d'être écouté par des conseillers humains et compétents.

Je me suis aussi décidé légitimement à me défendre et à attaquer mon hôpital précédent devant le tribunal administratif pour obtenir réparations de tous les préjudices subis, en termes de progression de carrière, de salaires et de frais de justice antérieurs à la protection fonctionnelle. Il serait trop facile que ces gens s'en sortent comme ça, en ayant finalement accepté de se débarrasser du problème en me laissant partir. Ces agissements sont graves et illégaux, les répercussions sont immenses. Il faut que le pouvoir et la peur changent de camp là aussi. Espérons que les choses vont bouger.

J'ai suivi avec attention les déclarations courageuses de la ministre de la Santé, Agnès Buzyn, fin décembre 2017, quand elle a affirmé son engagement contre « toute forme de harcèlement à l'hôpital ». Notamment quand elle a dit qu'elle veillerait à ce que le management qui se focalise parfois sur la gestion économique des hôpitaux soit « bienveillant et vigilant à l'humain ». Elle a aussi précisé qu'elle n'accepterait plus que « des personnes harcelées soient obligées d'abandonner leur poste ». Tout est dit.

J'attends de voir…

Chapitre 14

Hôpitaux de Toulouse

À l'école du harcèlement

Par le Dr Élisabeth Des, pneumologue et allergologue

Cette Toulousaine de souche a travaillé seize ans dans les hôpitaux toulousains Purpan et Rangueil de 1985 à 2000.

Elle y assurait des vacations, cinq par semaine, dans le service des admissions médicales, qui deviendra le service des urgences. Une passionnée qui ne rechigne pas quand il s'agit de porter assistance à un patient en souffrance dont il faut très vite établir le diagnostic.

Élisabeth Des témoigne aujourd'hui des méthodes employées pour la briser psychologiquement et interrompre brutalement sa carrière hospitalière.

Pour elle, le harcèlement n'est pas un phénomène nouveau. Dans les hôpitaux toulousains, établissements pilotes, il semble que certains aient expérimenté ce management toxique avant l'an 2000. Toulouse a donc été un laboratoire du harcèlement comme mode de gouvernance dans les hôpitaux.

> *« La guerre fait apparaître ce que dissimulent les temps de paix : le pouvoir qu'ont certains hommes sur les autres. »*
> *Les Fragments d'Antonin*, Gabriel Le Bomin

Purpan. Il m'arrive souvent d'y penser.

Des seize années passées au service des admissions médicales de ce CHU, j'ai gardé en mémoire des visages, ceux des patients comme des soignants, la chaleur étouffante quelle que soit la saison, le bruit dans une ambiance de fourmilière.

Je revois encore ces rangées de chambres avec un simple rideau en guise de porte ; elles s'appelaient Anne-Marie, Joëlle ou Ghislaine, elles étaient infirmières et couraient souvent dans les couloirs de l'hôpital pour une hémorragie « digestive », un AVC, une embolie pulmonaire. Elles étaient magnifiques.

Pour accéder à l'hôpital, notre service dit « de porte » était le passage obligé.

Devenu « Service des urgences adultes », il accueillera jusqu'à 50 000 patients par an. Des conditions de travail extrêmes, mais personne ne se plaignait ; chacun savait ce qu'il avait à faire, du chef de clinique au brancardier, en passant par les infirmières ou les secrétaires.

J'y exerçais en tant que médecin spécialiste attachée, y assurant cinq vacations hebdomadaires et une garde de nuit, ce qui m'obligeait à un va-et-vient permanent avec les deux autres services hospitaliers où je consultais et mon cabinet de ville.

Dans ce qui est devenu un service d'urgences où le patient ne faisait que passer, on pouvait apprendre tous les jours ; avec des pathologies aussi diverses, notre service était une école d'humilité et de patience.

Puis tout a basculé un jour de 1999, peu après l'entrée en fonction d'un nouveau directeur.

On ne parlait pas encore de tarification à l'acte ou de loi HPST qui permet aujourd'hui aux directeurs de soigner le budget de l'hôpital plutôt que le patient qui y passe.

À Toulouse, dans nos hôpitaux, avant l'an 2000, des soignants souffraient, et parfois, certains choisissaient de mourir.

Nos établissements toulousains étaient déjà atteints par cette maladie sournoise et mortelle à la fois : la maltraitance.

Ce que j'ai vécu le prouve.

*

Le début de l'année 1999 va être déterminant pour moi.

Le 13 janvier, jour inoubliable, je suis chez moi, convalescente, quand je reçois la visite du futur chef de service des urgences et de la surveillante avec lesquels je travaille depuis quinze ans.

Arrivée la première, la surveillante descend chercher mon confrère ; ils reviennent ensemble, se dirigent droit vers ma salle d'attente. Le futur chef de service me dit que j'ai présenté des malaises dépressifs, que je dois suivre une psychothérapie de soutien, interrompre mon activité durant trois mois. Selon lui, je consulte trop longtemps, je passe trop de temps avec mes patients. Il insiste en me demandant mes vacations du mercredi, me demande combien il me manque de patients par semaine au cabinet. Avant de partir, il rentre dans mon cabinet de consultation et me dit que je suis mieux installée qu'eux à l'hôpital.

Après son départ, la surveillante insiste pour que j'appelle un psychiatre en me désignant le téléphone ; je prends rendez-vous pour qu'elle s'en aille enfin, non sans l'avoir calmement interrogée, ce qui la fait grimacer : apprécierait-elle qu'on la traite de la sorte ?

Les heures suivantes, je m'interroge sur le sens de cette manœuvre pour le moins irrespectueuse et maladroite.

Quatre jours plus tard je reprends mon travail dans le service. Je me crois sauvée, je me trompe. Dans les regards, dans les mots volontairement blessants, il est évident que l'attitude de mes collègues féminines est en train de changer radicalement.

Fini le respect réciproque. L'une dont j'avais déjà dû subir la cruauté verbale au cours d'une conversation téléphonique quelques jours plus tôt, ironise sur la faible rémunération des médecins attachés. Une autre praticienne hospitalière, auparavant courtoise, remet en question ma façon de travailler : j'ai osé modifier l'orientation d'un patient dont le diagnostic posé avant mon arrivée était erroné.

Je suis devenue selon elle « impossible à cadrer ».

Je suis retirée du tableau de gardes, officiellement pour me reposer.

Si je me demande quelle mouche a piqué mes collègues, je ne m'en fais pas trop ; après tout, il y a du boulot pour tout le monde, notre *barnum* ne désemplit pas.

Mes prérogatives sont peu à peu rognées jusqu'à ce que le chef des urgences me retire mes dernières vacations :

— Tu ne pourrais pas supporter la charge de travail, Élisabeth. Dans ce service nouveau, on va accueillir des patients aux pathologies plus compliquées.

Je suis stupéfaite et là, je m'inquiète vraiment.

C'est pour moi le coup de grâce que je n'ai pas vu venir malgré un travail d'usure bien organisé et qui aurait dû m'alerter depuis longtemps. Ils auront mis deux ans pour m'abattre.

Le lendemain, je me rapproche d'un collègue, délégué CGT à l'hôpital. Dans la foulée, je téléphone à un membre du Syndicat national des praticiens hospitaliers en CHU.

Il est très bien informé et je découvre l'ampleur du problème :

— D'autres médecins attachés comme vous subissent eux aussi des pressions et ils ont pris un avocat. Des chefs de service suivent des cours de management, on les initie en quelque sorte au harcèlement moral.

Je comprends enfin les raisons de la dégradation des relations avec les autres membres de l'équipe : je pensais que l'attitude déplorable de mes collègues était passagère et due au stress alors qu'il s'agissait d'une entreprise de destruction préméditée pour me convaincre que je n'avais plus ma place parmi eux.

J'en suis là de mes pensées quand j'apprends que quatre médecins se sont récemment suicidés en France ; l'un d'eux s'est tiré une balle dans la tête face au bâtiment administratif de l'hôpital de Fréjus.

Il y a danger immédiat et il faut que je donne l'alerte.

*

Espérant que ça les dissuadera de s'acharner sur moi, j'informe le chef des urgences et la surveillante, ceux qui voulaient me psychiatriser, que j'ai consulté une avocate.

Que nenni, ils vont récidiver et m'envoient – le jour du déménagement du service dans les nouveaux locaux au sein d'un bâtiment flambant neuf – deux psychiatres, soigneusement briefés par mes collègues…

Face au psychiatre, j'argumente :

— Je crois bien qu'il est impossible qu'on me retire des vacations que j'assure depuis tant d'années sans commettre la moindre faute professionnelle. À moins que je donne mon accord, ce que je n'ai absolument pas l'intention de faire. D'autre part, je ne suis pas du tout déprimée… si c'était le cas, je ne pourrais pas assurer à la fois mon travail au CHU et l'accueil de mes patients dans mon cabinet très tard le soir…

Quelque temps auparavant, on m'avait reproché mon âge, mon absence de formation spécifique ; c'est sans doute pour ça que j'ai travaillé seize ans dans le service, qu'aux yeux d'un collègue, j'étais « l'âme silencieuse et efficace du service des admissions médicales ».

L'âme silencieuse et oubliée : personne ne m'a informée qu'une visite des nouveaux locaux de notre unité avait été organisée. Un signe de plus de mon isolement forcé.

Quelques personnes bienveillantes à mon égard me conseillent de ne plus retourner dans le service au risque de commettre l'irréparable :

— Si un patient meurt, c'est sur vous que l'on fera retomber la faute, quittez ce milieu destructeur, car ce n'est que le début…

Ils ont raison, je resterai désormais dans mon cabinet en ville mais je ne vais pas les laisser s'en sortir ainsi en se débarrassant de moi comme on jette un citron après en avoir tiré tout le jus.

Je prépare un dossier juridique et je vais, c'est décidé, endosser le costume de lanceur d'alerte.

Je veux ici remercier Marie-France Hirigoyen dont les ouvrages sur la souffrance au travail m'ont ouvert les yeux. Le harcèlement moral qui a longtemps été un concept abstrait pour moi apparaît au grand jour après la lecture des livres de cette psychiatre exceptionnelle.

Et, *a posteriori*, je me réveille : l'isolement progressif que j'ai vécu est passé par une absence de communication directe avec mes supérieurs et mes collègues. Le refus de dialogue du chef des urgences quand je tentais de le convaincre que j'étais parfaitement apte était la première étape du harcèlement.

Dans son livre, Marie-France Hirigoyen évoque le cas dramatique d'un cadre dirigeant d'une grande entreprise qu'on a installé dans un bureau à l'écart, sans aucune mission, sans contact avec ses collègues et avec un téléphone qui ne sonnait jamais. Ce cadre, dont visiblement on ne voulait plus, s'est suicidé.

J'ai immédiatement pensé à un chef de service de l'hôpital Rangueil à Toulouse qui a vécu peu ou prou la même situation, à une nuance près : il ne s'est pas donné la mort.

*

Oui, en 2000 déjà, le harcèlement moral était un mode de management employé à plusieurs niveaux du centre hospitalier toulousain.

Les caractéristiques de cette technique de gestion des ressources humaines m'apparaissent tellement évidentes alors que je suis sortie de la nasse : « Tu es un simple médecin, tu obéis et ce que tu peux dire ne nous intéresse pas, ça n'a aucune valeur à nos yeux ! »

Quand mon chef est venu chez moi, me reprochant d'être souffrante et me conseillant de voir un psy, il tentait de me culpabiliser. Et c'est d'autant plus insupportable pour une passionnée de son travail, qui a tant donné aux autres !

Il est dit que le pervers va amener l'autre à se donner la mort ; avec moi, il a échoué mais une infirmière m'a dit un jour :

— Si j'avais subi ce que tu as vécu, j'aurais sauté par la fenêtre.

Je prends conscience en lisant l'ouvrage de Marie-France Hirigoyen[1] que je n'étais pas la seule visée, la seule victime ; on a souvent tendance lorsqu'on est en butte au harcèlement à imaginer que c'est exclusivement à nous que l'on en veut. C'est faux, le harceleur sera d'autant plus efficace qu'il parviendra à monter les uns contre les autres.

Je pense avoir eu la bonne attitude en demandant à la justice d'étudier mon cas. Le docteur Hirigoyen estime que le harcelé sera plus enclin à passer à l'acte suicidaire s'il n'est pas reconnu

1. *Le Harcèlement moral, la violence perverse au quotidien*, Pocket, 2011.

victime et qu'il ne voit aucune issue. Engager une procédure judiciaire le maintiendra en vie.

J'en suis convaincue le 12 septembre 2001, quand je croise dans son bureau la directrice régionale du travail. Cette femme d'expérience a fait une lecture attentive de mon dossier :

— Je n'ai jamais vu un délire aussi structuré, docteur. Compte tenu du nombre de vos agresseurs, on peut dire que vous étiez devenue le mouton noir de l'équipe. Vous avez eu à faire à des assassins, madame ! Et comme vous avez parlé, l'institution a réagi…

Je pense à la chanson de Béart : « Le premier qui dit la vérité, il doit être exécuté ! »

J'apprends aussi que nombre de médecins harcelés ont préféré quitter l'hôpital afin de se préserver ; ils ne se sont pas battus pour y rester. Je me persuade que si je gagne, cette victoire pourrait générer quelques vocations de « combattants » parmi mes collègues.

La dernière réflexion que me livre cette directrice du travail me fait froid dans le dos :

— Pour la direction, la situation est tolérable tant que le taux de suicides ne dépasse pas celui de la population générale !

Hélas, la direction générale du travail ne pourra rien faire ; l'hôpital reste un bunker inaccessible pour certains services de l'État.

Le harcèlement moral n'est pas un phénomène nouveau et l'hôpital n'a pas été épargné par ces comportements pathogènes.

Un confrère mis au courant de mon combat me raconte une histoire ancienne qui résonne encore en 2001. Vingt ans plus tôt, alors qu'il était étudiant, il a assisté à la mort programmée d'un jeune urgentiste de l'hôpital Rangueil à Toulouse :

— On a vu comment il a été démoli, sous nos yeux. La surveillante du service et les collègues de ce médecin se sont ligués contre lui. Un matin, on a retrouvé cet urgentiste un couteau planté dans le cœur. Quelques jours plus tôt, son chef de service lui avait dit, assez fort pour que tout le monde l'entende : « Il n'y a plus de place pour toi ici ! »

Vingt ans plus tard, à l'automne 2000, mon chef des urgences m'a lancé la même formule à la figure…

*

Puis vint 2007. Cette année-là, la T2A, acronyme incompréhensible pour le profane, marque un tournant dans les réformes successives que l'hôpital public a connues.

Ce paiement à l'activité – à chaque acte correspond un code et un tarif – permet à l'hôpital de vivre. C'est aussi une plaie qui a généré des patients rentables ou non rentables. Faire revenir un malade plusieurs fois à l'hôpital pour des courtes durées est plus intéressant financièrement qu'un long séjour.

Sous cette pression permanente de l'administration, les médecins sont tentés d'exagérer l'état de santé réel du patient pour faire rentrer plus d'argent dans les caisses de l'hôpital. Car la Sécurité sociale, elle, rembourse rubis sur l'ongle.

En janvier 2017, Marc Loriol, un sociologue parisien, expliquait clairement les choix faits par les politiques : « Depuis une trentaine d'années, les réformes successives visent à améliorer la performance économique des hôpitaux. Déjà, à partir de 1983, chaque établissement se voyait doté chaque année d'une enveloppe de fonctionnement limitative, ce qui pouvait l'amener à rationner son activité. Mais la principale rupture est venue de la tarification à l'activité, introduite à partir de 2004 dans le cadre du plan "Hôpital 2007". Avec la médicalisation des systèmes d'information, chaque patient est intégré dans un groupe homogène de malades, lié à une durée de séjour et un coût qui vont déterminer le financement. Si le patient est hospitalisé plus longtemps, l'établissement perd de l'argent[1]. »

Je n'aurais pas dit mieux ! C'est exactement ce que j'ai pu observer durant mes seize années de présence à l'hôpital. Ce que ne dit pas ce sociologue, c'est tout ce que le personnel subit afin que ces stratégies purement financières soient respectées.

Je ne suis plus dans cet hôpital-là, même si je me suis battue pour le réintégrer.

Les règles de vie au travail étant sensiblement les mêmes que dans le privé, l'hôpital public ressemble trop à une entreprise aux cadences infernales, aux slogans maintes fois répétés : « Marche ou crève ! » ou « Ce mois-ci, tu as fait moins de chiffre que le mois dernier ! »

J'ai lu un jour le témoignage d'un jeune médecin passé dans le privé, racontant le rachat de la clinique où il exerçait par des investisseurs étrangers. La pression financière était telle que l'erreur médicale était une menace permanente. Le statut des médecins avait été modifié. Les praticiens devaient être mobiles et disponibles à tout moment, même les hôtesses étaient incitées à proposer des écrans plats dans les chambres plutôt que des téléviseurs classiques. Les cas d'épuisement des soignants étaient fréquents mais la direction de la clinique ne remplaçait pas les personnels pour un congé maladie inférieur à huit jours.

« Être rentable » est devenu une formule. La plus utilisée dans le privé. Elle a hélas contaminé l'hôpital public.

L'administration et la gestion exercent un pouvoir absolu ; le médecin exécute ou s'en va !

Et de fait, le directeur qui a sévi à Toulouse de 1998 à 2007 a obtenu une prime exceptionnelle pour un score impressionnant : 600 départs de soignants en moins de dix ans ! Cette

1. In *Le Monde*, 16 janvier 2017.

réduction sauvage de la masse salariale a été son principal objectif. Le bien-être au travail, la prise en charge améliorée des patients n'ont jamais été au cœur de ses préoccupations.

Les yeux rivés sur ses tableaux Excel, il ne pouvait regarder ailleurs !

Ce n'est pas pour rien qu'arrivé à Nantes après son passage par Toulouse, il a été surnommé "le fossoyeur" !

Il est de cette race de directeurs d'hôpital auxquels les ARS fixent des objectifs financiers et qui les atteignent sans état d'âme. Il y aura des dégâts, chacun le sait, mais comme le disait dans une interview Christophe Dejours, psychiatre, spécialiste de la souffrance au travail, à propos du plan mis en place par les dirigeants d'Orange-France Telecom : « On ne fait pas d'omelette sans casser des œufs, disent ces dirigeants pour lesquels l'humain est passé au second plan. Le profit est la priorité et tous les coups sont permis… »

*

En juin 2017, le CHU de Toulouse va être ébranlé par quatre suicides de soignants en dix-huit jours ! Cela porte à neuf le nombre de suicides ou de tentatives de suicides depuis fin 2015 ! La situation est catastrophique. C'est un directeur du CHU, complètement dépassé, qui a alerté le syndicat CGT de l'hôpital Rangueil du harcèlement dont avait été victime un infirmier de cardiologie. Cet homme, loué pour son dévouement, a fini dans un bureau loin de tous. C'est là qu'on l'a retrouvé, mort. Il s'était injecté une énorme dose de médicaments.

En ce même mois de juin, un infirmier des urgences de Purpan, une aide-soignante de la consultation de l'hôpital des Enfants et une auxiliaire de puériculture vont également se suicider. Face à ces tragédies, l'onde de choc est inévitable.

Le 8 novembre, une vague blanche de milliers de soignants déferle dans les rues de Toulouse. Ils sont tous représentés : les soignants de l'hôpital, des cliniques, des EHPAD. Les slogans sont explicites, dénonçant le management par la peur, la rentabilité forcée, la gangrène qui ronge l'hôpital public depuis près de vingt ans. Le déni, trop longtemps cultivé par l'administration, n'a plus aucun effet. Les responsables toulousains peuvent toujours dire que les soignants qui se sont suicidés l'ont fait pour des raisons personnelles, plus personne ne les croit. Le citoyen n'est plus dupe.

Certes, l'administration hospitalière, à Toulouse comme ailleurs, se barricade derrière la loi qui lui accorde des pouvoirs exorbitants. Jusqu'à quand ?

On a depuis longtemps loué l'excellence de la formation de nos médecins en oubliant qu'il faut une quinzaine d'années pour former un spécialiste. Et par le seul fait du prince, une administration brise sans vergogne ces hommes et ces femmes au service. À Toulouse, les gestionnaires sont allés trop loin ; ils étaient déjà condamnables en attaquant les brancardiers, les aides-soignants, les infirmières, voire les hôtesses ; ils sont inconscients quand ils ciblent des médecins. Comment peuvent-ils ignorer que la souffrance d'un soignant va avoir des conséquences directes sur ses patients ?

En s'acharnant sur le médecin dont on ne veut plus, voire sur l'équipe qui l'entoure, pour d'obscures raisons financières, on joue avec la vie des malades.

La vie des soignants est ainsi menacée tous les jours.

Même à distance, j'aime toujours profondément l'hôpital public, pas celui qu'il est devenu mais celui qu'il pourrait redevenir : un lieu ouvert, où le bien-être est partagé à la fois par ceux qui y confient leur vie et celles et ceux qui y travaillent.

Au nom de l'éthique, j'ai choisi le combat. J'en paie le prix. La légende veut qu'un médecin soit un nanti, alors que le revenu de mes confrères et consœurs est extrêmement variable selon leur type et leur lieu d'activité. Mes consultations de ville insuffisantes malgré neuf années d'efforts m'ont obligée à vendre mon appartement acheté à crédit grâce à mon seul travail, et la maison de famille, héritée de mes parents et de mon frère décédé en 2010. Un crève-cœur.

J'ai ainsi pu poursuivre mon activité de consultations en pneumologie et allergologie dans la périphérie toulousaine. Mais il aura fallu vivre une expertise psychiatrique le 15 juin 2010 à la demande du conseil départemental de l'ordre des médecins de la Haute-Garonne, me rendre au siège du Conseil national de l'ordre et subir une deuxième expertise psychiatrique en février 2011.

Comment aurais-je pu alors imaginer que j'interviendrais une heure le 16 octobre 2015 à la faculté de droit de Pau lors du colloque consacré au harcèlement moral ?

Le Dr Marie-France Hirigoyen nous a confirmé ce jour-là que c'est dans les hôpitaux que les conditions de travail sont particulièrement difficiles compte tenu de la double hiérarchie, médicale et administrative. J'en ai été la victime directe.

Mais si ma modeste contribution favorise un peu la résurrection de l'hôpital public, ces dix-neuf années de combat auront pris sens.

Chapitre 15

Le gâchis des compétences

Malheur à celui qui dit la vérité !

Par le Pr Philippe Humbert,
dermatologue et médecin interniste

De conflits interpersonnels en règlements de compte, le Pr Philippe Humbert, spécialiste en dermatologie et médecine interne de réputation internationale, raconte comment il a fini par tout perdre au sein du CHU de Besançon. Sa situation, son travail… Tout, sauf son honneur.

Un exemple parfait de l'incroyable gâchis de matière grise qui frappe nos hôpitaux publics suite à des bras de fer non gérés par le haut-encadrement et l'autorité de tutelle. Dans le cas de Philippe Humbert qui avait trop déplu à force de dénoncer les mauvais comportements, la solution trouvée grâce à la médiation nationale sera l'exfiltration d'un grand scientifique désormais jugé indésirable dans son propre hôpital. Une nouvelle fois au détriment des patients privés des compétences d'un praticien reconnu et apprécié.

Très tôt j'ai été intéressé par la médecine en général, et j'ai tenu à suivre des formations dans différents domaines, médecine interne en particulier pour envisager une carrière hospitalière, mais aussi endocrinologie, et la spécialité de dermatologie pour pouvoir m'installer en ville au cas où une carrière à l'hôpital ne s'ouvrirait pas.

En 1993, j'étais un des plus jeunes professeurs de France puisque j'ai été nommé à l'âge de 34 ans. J'ai été presque aussitôt promu chef du service de dermatologie au sein du CHU Besançon où j'avais évolué en tant qu'étudiant, puis en tant qu'interne. C'était un petit CHU où tout le monde se connaissait. Il y avait à l'époque une vingtaine d'internes nommés par an. Les choses se passaient très bien, j'étais connu pour me déplacer facilement dans les services, pour résoudre des problèmes dans des secteurs difficiles comme la réanimation. À cette époque, l'hôpital fonctionnait mieux qu'aujourd'hui, c'était plus humain, beaucoup moins administratif.

J'avais une haute opinion de la mission hospitalière et hospitalo-universitaire et le respect des deniers publics.

*

Jusqu'à ces cinq dernières années, je n'avais jamais eu d'ennuis. Bien au contraire, tout ce que j'entreprenais était salué, montré en exemple. Je n'ai pas vu arriver les comportements mesquins de certains. J'avais pourtant donné des responsabilités à mes collaborateurs, l'un allait s'occuper de l'hospitalisation conventionnelle, un autre de l'hôpital de jour, un autre des consultations.

Et à ce moment-là, je m'étais un peu dégagé de tout ça pour me consacrer plus à la recherche. J'établissais des conventions avec la Chine, le Maroc, la Thaïlande. Des partenariats, des thèses en cotutelle. Ça prend du temps, il faut se déplacer, encadrer les étudiants, trouver des financements et s'occuper de l'équipe de recherche que j'avais mise en place. Juste avant j'avais été président de CME (Commission médicale d'établissement), et je m'étais beaucoup investi pour la communauté pendant quatre années entre 2003 et 2008.

Il faut le dire, c'est grâce à mon action que l'hôpital a évité la faillite et est sorti du gouffre où il était plongé : le ministère de la Santé nous a versé 40 millions d'euros de rebasage[1] en 2007. Nous étions, à l'époque, l'hôpital le plus déficitaire de France !

Nous avons dû batailler très dur contre la direction qui freinait des quatre fers chaque fois que nous demandions des financements supplémentaires. Les mécontentements venaient de tous côtés, les médecins, les infirmières, les brancardiers, les manutentionnaires, etc. C'était tout un système ubuesque avec partout des économies de bouts de chandelle. On commandait des enveloppes qui ne collaient pas. Du coup, Besançon était l'hôpital qui consommait le plus de rouleaux de scotch… pour fermer les enveloppes. Et ça coûtait beaucoup plus cher à l'arrivée.

En 2003, quand je suis arrivé à la tête de la CME, nous avions accumulé un déficit très important : 40 millions d'euros sur un budget de 300 millions ! Nous avons alors travaillé pour recalculer tout ça, réévaluer l'hôpital au prix où il devait être et le ministère nous a donné gain de cause. Nous nous sommes battus et avons gagné avec le soutien du député du Doubs Claude Girard. Grâce aussi à la mobilisation du corps médical et des syndicats.

Puis en 2008 est apparue la T2A (la tarification à l'activité) et comme nous étions un hôpital très actif, nous allions recevoir le fruit de nos efforts. Enfin nos greffes de moelle et de foie étaient rémunérées correctement. Le CHU de Besançon était à l'équilibre !

*

1. On parle de rebasage quand le ministère de la Santé accorde des crédits supplémentaires à un hôpital public. Dans ce cas présent, il s'agissait de compenser des financements qui avaient été sous-évalués dans un passé récent.

Pour ce faire, il avait fallu dénoncer les erreurs des directions successives, qui n'étaient pas minces. Arrêt des travaux alors qu'il en restait encore un cinquième à effectuer, tout ça pour avoir oublié de budgétiser la TVA ! Un projet de nouvel hôpital qui ne prenait pas en compte des services entiers. Le budget demandé au ministère pour la construction du nouveau site était largement insuffisant (manquait environ 25 % de l'enveloppe) au moment où, de surcroît, le prix des matériaux s'envolait ! Mme Guinchard-Kunstler, alors députée puis secrétaire d'État aux Personnes âgées, avait dénoncé les erreurs de la direction en conseil d'administration. Sans compter une erreur énorme que l'on paie encore aujourd'hui : la réfection de l'ancien bâtiment doit se faire en site occupé, malgré l'amiante qu'il faut éliminer. Il a juste été oublié par un responsable que l'autorisation d'ouvrir le nouveau bâtiment ne pouvait être délivrée que si la totalité du site hospitalier était conforme ! Je n'aurais jamais imaginé rencontrer autant de légèreté...

Du coup l'hôpital, qui a fait appel et reste présumé innocent à ce jour, a été condamné le 30 novembre 2016 par le tribunal correctionnel de Besançon à 40 000 euros d'amende avec sursis pour « mise en danger délibérée de la vie d'autrui ». En clair, pour avoir sciemment exposé ses personnels à de l'amiante ! C'était la première fois qu'un tel scandale éclatait dans un hôpital français.

L'année suivante, en 2009, la loi HPST entre en vigueur. Nous avons alors accueilli un nouveau directeur, Patrice Barberousse, qui s'est mis à faire le tour de tous les services pour dire : « Dites donc, vous aviez un sacré chef de CME ! Grâce à lui vous avez eu 600 postes supplémentaires à Besançon. » En fait, nous avions bien obtenu 150 postes de médecins et 450 postes de soignants, mais il s'agissait de tous les postes qui manquaient au vu de notre activité. Nous avions enfin rattrapé notre retard et les syndicats étaient ravis. Son entrée en matière face aux chefs de service sous-entendait surtout : « Vous avez été gâtés, alors maintenant ne me demandez plus rien… »

Favorisée par les réformes de gouvernance de la loi HPST, la volonté de la nouvelle direction d'amoindrir le pouvoir, l'influence des chefs de service et des professeurs était vite devenue évidente. On ne nous appelait plus « Monsieur le chef de service » mais « Monsieur le responsable de structure interne ». Dans le même temps, tous les directeurs, – ils en avaient reçu la consigne – se sont mis à écrire « Monsieur le professeur » avec un petit *p*. Nous avons été deux à réagir là-dessus avec le Pr Nadine Magy, de médecine interne, et à leur dire : « Apprenez le français, messieurs, Professeur est un titre et il s'écrit avec une majuscule… » À côté de ça, ils mettaient des *D* majuscules à tous les directeurs. Il y a eu quelques tiraillements mais ils sont revenus au *P* majuscule… C'était un combat qui peut sembler ridicule, certes, mais qui, sur le plan symbolique et politique, traduisait leur volonté de nous rabaisser, de nous ôter le maximum de pouvoir et d'influence.

Trop contente de cette disposition de la loi HPST, la direction qui en avait assez d'avoir des chefs de service comme interlocuteurs, s'est empressée de créer artificiellement des pôles regroupant plusieurs services de l'hôpital. Regroupements qui pour la plupart n'avaient guère de logique.

Autre bouleversement d'importance : les personnels infirmiers n'avaient plus aucune relation hiérarchique avec les médecins chefs de service. Une infirmière dépendait désormais d'une « cadre de santé », qui dépendait quant à elle d'une « chef de pôle » qu'on appelait le « cadre supérieur ». De nombreux dysfonctionnements découlaient de ces changements parce qu'on ne pouvait plus rien décider vite et bien.

Autant dire que la majorité des médecins hospitaliers étaient et sont toujours convaincus que cette réforme avait été conçue pour affaiblir les chefs de service au bénéfice des seuls directeurs d'hôpitaux.

*

Revenu dans mon service après ce mandat à la tête de la Commission médicale, je vis rapidement que certains collaborateurs n'avaient pas un comportement correct avec les malades. Je rencontrais des patients en consultation qui me disaient : « Monsieur, je me suis fait jeter de votre service » ou « On m'a dit que je n'avais "rien à foutre ici". » Un autre jour, je retrouvai un patient qui était suivi à Paris alors que j'avais posé le diagnostic de sa maladie ici à Besançon : « Je suis venu dans votre service et le chef de clinique m'a dit que je n'avais rien, que c'était dans ma tête et que je devais rentrer chez moi ! Je suis rentré chez moi, j'ai retrouvé le nom de la maladie que vous m'aviez trouvée et j'ai contacté le Pr Guillemin pour être suivi à Paris. » Et je n'avais été informé de rien.

Il y eut ainsi pas mal d'erreurs similaires, par incompétence et par ignorance. Combien de négligences j'ai pu voir et corriger, toujours en essayant de le faire avec gentillesse et compréhension ! Mais ces médecins se fichaient bien de ne pas avoir décelé la dépression d'un malade, puisqu'ils en étaient sûrs et certains : ils avaient prescrit la bonne pommade ! De la médecine inhumaine, de distributeur ! Combien de fois ai-je vu de pauvres patients qui avaient consulté au moins cinq dermatos avant qu'on évoque un vrai diagnostic ?

Tout ce qui a été mis en place dans les hôpitaux pour répondre aux doléances des malades, c'est-à-dire les rencontres avec un médiateur, n'est en fait qu'une façon polie et hypocrite de les envoyer balader ! On fait mine de les écouter, on veille surtout à ce qu'ils ne portent pas plainte, mais jamais un médecin n'est sanctionné, ni même convoqué chez le directeur pour s'expliquer voire s'excuser. Tout est permis ! C'est à ce moment-là que je me suis rendu compte qu'il y avait de plus en plus de maltraitance. Et je n'étais pas décidé à laisser ces pratiques se généraliser dans mon service sans réagir…

*

Au cours de l'année 2012, j'ai bien senti que notre chef de pôle essayait de me compliquer la vie. Il était encouragé en cela par mon collègue, cet autre professeur du service, que j'avais fait nommer peu après ma propre nomination. C'est à lui que j'avais confié la responsabilité de l'unité d'hospitalisation où il y a eu tant de plaintes.

Apprécié au sein du CHU par mes collègues, j'avais été réélu à la tête du service par 28 voix sur 28 à la CME. Mais le directeur m'avait écrit : « J'ai décidé de vous renommer à la tête de votre service […] et je veux que vous vous engagiez à faire des économies, etc., etc. » Effectivement, notre service avait un déficit de 700 000 euros. Tout ça parce que le nouvel hôpital n'était pas fini et que nous étions répartis sur deux sites. Avec deux veilleurs de nuit, deux infirmières de nuit, un service dans l'ancien hôpital à tous les vents et donc une grosse facture de chauffage. Mais j'avais bien senti la menace…

Je continuai de constater certains dysfonctionnements qui me semblaient de graves entorses à l'éthique. Un jour, je m'aperçus qu'un médecin faisait des consultations privées sur ses créneaux de consultations publiques au sein même de l'hôpital et se faisait payer de la main à la main. J'ai alors été le seul à avoir eu le courage de lui parler. Comme visiblement, il ne se sentait pas concerné, j'ai alerté la direction. Sans résultat.

Un autre dysfonctionnement allait attirer mon attention : ce même praticien demandait 800 euros à une étudiante en pharmacie pour lui enlever un tatouage, alors qu'elle venait consulter à l'hôpital public ! La jeune patiente décida finalement de porter plainte auprès de la direction et de l'ordre des médecins. Mais sa plainte fut rejetée parce que le médecin niait avoir demandé de l'argent et puis, argument suprême de l'Ordre, la Caisse d'assurance maladie n'avait rien relevé ! Et pour cause, tout se passait en liquide, de la main à la main !

Mais pourquoi, me direz-vous, a-t-elle déposé plainte alors qu'elle était gagnante à ne donner que 800 euros au praticien au lieu des 1 500 euros qu'elle aurait dû payer à l'hôpital pour cet acte non remboursé ? Eh bien, il se trouve qu'un jour alors qu'elle prenait un nouveau rendez-vous auprès de ce médecin, la secrétaire lui dit : « Ah non, je ne vous donne plus de rendez-vous ! Cela fait sept fois que vous n'êtes pas venue. Le médecin a écrit à chaque fois "non venue-non excusée". » Voilà où était l'astuce : comme elle occupait à chaque fois un créneau de consultation publique et qu'il ne pouvait justifier avoir facturé une consultation, le praticien déclarait que la malade ne s'était pas présentée ! Absente de sa consultation en hôpital public, mais bien présente à son rendez-vous clandestin…

Combien de malades ont subi le même sort ?! Pourtant ni la direction, ni l'Ordre des médecins ne l'ont sanctionné ! Comment ne pas s'en indigner ? Comment se taire face à de tels dérapages au sein même de votre hôpital ?

Interpellé par de nombreux malades qui n'ont d'ailleurs pas hésité quelques années plus tard à se plaindre dans la presse nationale[1] au sujet de comportements de mon collègue responsable de l'unité d'hospitalisation, je faisais de plus en plus de visites dans son service en ma qualité de chef de service. J'y ai vu de nombreux malades en détresse, sans diagnostic, des

1. « Besançon : Les patients se retournent contre le CHU », *Le Parisien* du 11 février 2017.

internes livrés à eux-mêmes, des associations médicamenteuses contestables. Heureusement, tout ceci a fini par être reconnu par l'ARS : dans son rapport dont j'étais également destinataire, l'agence régionale a qualifié ces faits de « potentiellement préjudiciables » aux malades !

*

Inutile de préciser que la tension montait. Tout allait vraiment se gâter à la fin de l'année 2014. Je reçus une première lettre de patients mécontents de ce secteur, puis deux, puis trois. Premier courrier : « Monsieur, vous êtes chef de service et je tiens à vous signaler que ma mère est sortie du service de votre collègue dans un état dix fois plus lamentable qu'elle n'était en y entrant. J'ai envie de porter plainte pour non-assistance à personne en danger. Comment peut-on se comporter de la sorte ? » Deuxième lettre : « Monsieur, ma femme hospitalisée dans le service du Pr V. [1] pour un mélanome malin métastasé a été humiliée par le Dr M. qui l'a obligée à se tenir debout à 20 heures le soir pour montrer ses grains de beauté à des étudiants en médecine. C'est inhumain. Comment un médecin peut-il se comporter comme ça ? » Des lettres comme ça, j'en ai reçu en tout une dizaine sur une période de six à huit mois. Je décidai alors d'envoyer un mot au médecin en lui proposant, « vu les problèmes qui se posent, vu les nombreuses lettres de patients », de reprendre moi-même la direction de l'unité d'hospitalisation. Il n'a rien voulu entendre.

Bien sûr, j'aurais pu ne rien dire. Mais comment laisser sans suite ces courriers ? Je me demandais au plus profond de moi si les médecins de cette unité étaient suffisamment humains,

1. Par souci de préserver l'anonymat des personnes, ces initiales ne correspondent pas aux noms réels.

suffisamment compétents pour s'occuper de ces malades compliqués aux pathologies difficiles. Et je le reconnais, je l'ai certainement déclaré oralement aux internes et au personnel lors de certaines de mes visites. Bien entendu, ça ne leur avait pas plu du tout ! Le chef de clinique, le Dr M. et le Pr V., comme les internes qui étaient avec lui, s'unirent alors pour faire front contre moi. Tout comme le médecin qui faisait du privé sur ses consultations publiques. Bref tous les gens auxquels j'avais fait des remontrances – ce qui était pourtant mon travail de chef de service – se liguaient contre moi ! Avec d'autres qui devaient suivre par intérêt politique ou par copinage, sans avoir rien à me reprocher.

Le fait est que j'étais devenu le gêneur, l'homme à abattre et je n'allais pas tarder à subir les premières attaques. C'était en mars 2015. Ç'a été très direct : plusieurs lettres envoyées non seulement à la direction du CHU, mais aussi à toutes les autorités académiques et ministérielles. J'allais l'apprendre par une lettre du directeur qui m'écrivit : « Monsieur, je veux vous voir parce que j'ai reçu dix-sept courriers se plaignant de vous. » Une fois dans son bureau, je lui dis : « Comment ? Nous sommes 31 personnels médicaux dans le service, 31 médecins et il y en aurait 17 qui se plaignent de moi ? Ce n'est pas possible ! » Mais il m'avait laissé croire qu'il y avait effectivement 17 plaintes…

Jusqu'au jour où j'allai à l'Agence régionale de santé (ARS) pour faire état du laisser-aller que j'avais constaté dans l'unité d'hospitalisation. Comme le dossier traînait sur le bureau, je regardai rapidement et je remarquai qu'en fait 9 des 17 courriers étaient absolument identiques ; c'était une lettre tapée à la machine avec le même numéro de référence et les initiales de la secrétaire du Pr V… Il était écrit : « Madame, nous demandons la protection fonctionnelle parce que notre chef de service nous met la pression et nous avons des risques psychosociaux, etc. »

Ensuite il y avait une lettre manuscrite du Pr V. et de quelques autres. Il y en avait où ne figurait pas grand-chose et une, très mauvaise, d'un interne que j'avais mis en cause qui me reprochait de faire « des prophéties messianiques ». Eh oui, ils m'en voulaient non seulement de déjuger leurs diagnostics mais ensuite d'avoir raison !

Et puis un jour, le 23 septembre 2015, les internes allaient tous disparaître en même temps du service à l'heure où je faisais ma visite. Le soir, j'appris, par des SMS de quelques internes qui restaient bienveillants, qu'ils avaient tous été convoqués par le doyen et le directeur du CHU sans m'en avertir et à la demande du chef de pôle. Convocation qui rompit la continuité de service et qui mit en danger les malades, privés d'internes toute une journée ! Le ministère n'y a rien trouvé à redire… Les internes avaient tous été interrogés sur le même registre : « Qu'est-ce qui se passe avec Humbert ? Que fait-il ? Que vous dit-il ? » Je réalisai qu'on m'attribuait des griefs somme toute assez mineurs, souvent injustifiés. En clair, la situation était complètement dégradée.

À ce moment-là, je me dis : « Si on détourne ton autorité de la sorte, il peut tout arriver ! » Se plaindre ne suffisait pas et je décidai de démissionner à la mi-octobre de mon poste de chef du service de dermatologie.

Une semaine plus tôt, le 5 octobre, une nouvelle directrice était arrivée, l'ancien directeur partant à la retraite, et elle m'avait aussitôt convoqué. Je lui demandai ce qu'on me reprochait et elle fit état des griefs des internes exprimés lors de la réunion du 23 septembre :

— Vous comprenez, dans ces conditions-là, plus personne ne veut travailler avec vous…

— Moi, madame, j'ai le sentiment de bien faire mon travail, avec exigence. Si cela a pour conséquence que les gens ne veulent plus travailler avec moi, c'est à vous d'en tirer les conclusions, pas à moi !

Elle prononça alors cette phrase que je n'oublierai jamais :

— Les malades ne sont pas ma priorité, je veux la paix sociale.

Avant de me conseiller de m'installer dans le privé !

Là, j'avais bien senti que je lui posais un vrai problème. Elle m'a ensuite fait un courrier pour me dire que le 15 octobre, il y aurait une réunion pour décider si oui ou non ils pouvaient continuer à me confier les rênes du service… Le 12, je prenais les devants et démissionnais !

Bien sûr je me suis posé des questions sur l'effet que j'avais pu avoir sur certains, sur les ressentis face à mes comportements. J'étais prêt à me remettre en question. Dans les services hospitaliers, vous travaillez vite, vous devez réfléchir vite, donc vous ne perdez pas de temps et ne faites pas toujours assez attention à certains détails…

Au fil du temps, alors que je ne suis pas d'un naturel curieux, et encore moins suspicieux, des informations me parvinrent spontanément. Des étudiants avaient observé, consternés, le comportement malveillant d'un de mes collègues. Celui-ci se répandait en calomnies sur mon compte. Au début je n'y avais pas porté attention, car je savais la réputation peu enviable qu'il avait : ses patients se plaignaient de son manque de compétences et de chaleur humaine. Mais cette personne était déterminée et avait soif d'être partout, dans tous les protocoles, dans toutes les études à mener au long cours. À tel point qu'il avait eu jusqu'à 18 protoccles de recherche en même temps à lui tout seul, alors que la moyenne nationale doit être, je crois, de 5. Et qu'en plus, il les sous-traitait auprès d'une médecin attachée. Laquelle était payée par l'hôpital pour voir des malades.

À tel point que le responsable des études nationales m'avait dit :

— Mais c'est terrible ce que vous me montrez là ! Ce n'est pas possible qu'un médecin ait 18 études en cours, surtout qu'il y en a 9 sur lesquelles il n'a rien fait et qui sont là depuis trois ans dans votre service. Ça donne une image négative de l'hôpital.

À ce point de la crise, sous les directives de ce collègue, des praticiens hospitaliers et quelques internes maintenaient la pression, envoyaient sans arrêt des lettres à la direction. Ils m'insultaient dès qu'ils pouvaient, lors de leurs réunions, dans des courriers qu'ils adressaient aux collègues médecins de ville, de la diffamation purement gratuite. Ils se mettaient tous en arrêt de maladie les week-ends ou le 31 décembre ! Ils ont dupé tout le monde, mais ils criaient aux risques psychosociaux, mot clé fédérateur, que je leur faisais soi-disant courir !

Alors que je ne les croisais pas depuis des mois, étant isolé dans un secteur éloigné des autres. Là, des chaises en face de mon bureau avaient été retirées et mes patients ne pouvaient plus s'asseoir. Un comportement injustifiable dénoncé par mes patients eux-mêmes qui étaient stupéfaits.

Le seul fait que ma salle d'attente soit pleine, que les malades s'expriment ouvertement sur mes qualités, mettaient certains de mes collègues dans des états de crispation tels qu'ils ne pouvaient ensuite s'empêcher de me dénigrer.

Un jour, Jacques Bahi, le président de l'université m'appela :

— Philippe, il faut que je te voie, y a un problème…

En fait, il voulait m'apporter son soutien. Pendant longtemps, il avait gardé le silence, il lisait les courriers qu'il recevait, tous aussi agressifs à mon égard, et puis un jour sa conviction fut faite. Il me dit en tête à tête :

— Philippe, je te connais depuis vingt ans, je sais ce que tu as fait de ton service qui est le plus grand de France, je sais la qualité de tes recherches scientifiques. Les étudiants, les internes t'ont toujours admiré, tu es très proche d'eux. Je n'arrivais pas à croire ce que ton collègue écrivait sur toi. Et puis un jour, à 2 heures du matin, au moment où une fois de plus je recevais un nouvel SMS de ton collègue qui nuit et jour n'arrêtait pas de te calomnier, j'ai compris que tu étais la cible d'une cabale menée par quelqu'un de nuisible...

Ces paroles m'avaient réconforté. Enfin quelqu'un qui voyait clair et caractérisait le comportement « pathologique » d'un être agressif, calomnieux, manipulateur. De ce jour, le président Bahi m'apporta constamment son soutien, certes un peu silencieux, mais combien important ! Alors que je savais qu'un dossier se montait contre moi, il n'a jamais voulu appuyer dans ce sens. Je pense qu'il en avait parlé avec le recteur, car quelque temps plus tard, ce dernier me reçut avec bienveillance et me déclara d'emblée :

— Mon cher collègue, vous êtes victime d'une conjuration !

Je n'ai pas eu besoin de lui expliquer ce que je vivais, il avait déjà tiré ses propres conclusions.

*

Énorme, et gravissime, cerise sur le gâteau, le jeudi de l'Ascension 2015, quelques mois avant que je ne démissionne, une malade de 69 ans mourut d'une hémorragie digestive dans l'unité dont est responsable, médicalement et administrativement, un de mes collègues. Aussitôt, j'appris par l'infirmière que cette patiente avait été prise de forts vomissements sanguinolents. L'infirmière avait appelé à maintes reprises l'interne d'astreinte pour qu'il se déplace et fasse quelque chose pour cette malade. Malgré la gravité de la situation qui se dégradait d'heure en heure, l'interne refusa de se déplacer et ne prévint pas le senior d'astreinte. L'infirmière prit sur elle de commander des flacons de sang et l'interne dut venir sur place valider la compatibilité du sang. Hélas, il était trop tard, la malade décéda une heure après. Elle avait perdu trop de sang et le cœur et le cerveau n'étaient plus assez alimentés. Une femme de 69 ans qui devait sortir le lendemain est morte dans un service de CHU à deux étages du service des urgences !

Impensable. À ma demande, l'Agence régionale de santé fit une enquête. La lecture du rapport fut stupéfiante : « Cette femme était au bout du rouleau » ! Ainsi on ne dérange pas un interne pour une femme « au bout du rouleau » ? Personne d'autre ne s'était élevé pour dire : « C'est monstrueux qu'une telle chose arrive à l'hôpital ! »

Quand le mari voulut comprendre, un médecin lui raconte des bobards, du genre : « Vous savez, votre femme avait une grave maladie », « On a tout fait pour la sauver », etc. Les experts estimaient que la prise en charge avait été « correcte ». De mon côté, j'exposai au directeur de l'ARS ce que j'avais sur le cœur : « Monsieur, ce rapport est une forfaiture. » L'interne n'avait pas surveillé le bilan de coagulation de cette malade avant de prévoir sa sortie, et cette femme avait saigné dans son estomac jusqu'à perdre plus de la moitié de son sang ! Et cet interne qui ne s'était pas déplacé n'a même pas été convoqué par le doyen. Il a pu soutenir sa thèse sans aucun problème…

Aujourd'hui, je sais que le mari de cette femme a porté plainte pour « non-assistance à personne en danger ». Vous savez que tout agent de la fonction publique ayant connaissance d'un délit a le devoir de le signaler au procureur, c'est l'article 40 du code de procédure pénale, eh bien, ni les experts, ni le directeur de l'Agence régionale de santé n'ont informé le procureur de cette « non-assistance à personne en danger ». Pourquoi protéger de tels méfaits ? Pourquoi expertiser de la sorte, en dépit de la vérité ? Une fois de plus je m'attirai les foudres parce que j'avais osé m'indigner, signaler, refuser de telles fautes professionnelles graves… et, cette fois, mortelles.

*

Pour moi qui me suis battu toute ma carrière pour apporter le meilleur aux malades, il était bien douloureux de constater qu'un médecin à qui j'avais confié des responsabilités avait pu faillir… Plus tard, j'ai vu que l'on avait administré de la chimiothérapie à des malades sans avoir obtenu d'avis chirurgical, j'ai vu aussi que notre service était classé troisième dans le magazine *Le Point* (devant l'Institut Gustave-Roussy de Paris), et j'ai compris que quelque chose n'allait pas. Conforté en cela par les doléances des malades et les préjudices de l'absence de traitement chirurgical, j'ai alors décidé de poursuivre mon combat. J'ai donc obtenu qu'une enquête soit faite pour identifier les différentes maltraitances faites aux malades dans ce service mais surtout sur le non-respect de la loi Cancer dite « loi Chirac » de 2005 qui a imposé que tout malade ayant un cancer reçoive l'avis d'un oncologue, d'un chirurgien et d'un radiothérapeute. Or l'un des médecins responsables des procédures appelées RCP (Réunion de concertation pluridisciplinaire), nommé par l'ARS, avait ignoré ces règles, à tel point que de nombreux malades n'avaient pas pu bénéficier du traitement chirurgical de leur cancer.

Ainsi, on n'avait pas respecté le code de la santé publique… C'était à l'Agence régionale de santé de vérifier que ce médecin responsable s'acquittait convenablement de sa tâche. Or l'ARS avait laissé passer. C'est donc tout à fait logique qu'elle ait ensuite refusé de considérer qu'il y avait eu des préjudices. Ainsi l'Agence de santé, qui avait manqué à son devoir, allait s'autosaisir de l'enquête sur ces désordres ! Quelque chose d'incroyable, et pourtant… Imaginez un commissaire de police qui aurait laissé des braqueurs s'infiltrer dans une banque et mènerait l'enquête qui risquerait de conclure à sa propre faute.

Serions-nous au Mexique, en Colombie ? Non, tout cela se passe en France !

*

J'avais aussi repéré de très nombreuses erreurs médicales, incompatibilités médicamenteuses, diagnostics faux ou non faits, de la part de médecins seniors n'examinant pas les malades et acquiesçant à la proposition de l'interne. Tout ceci était parfaitement étayé, justifié et démontré. Eh bien, encore une fois, contre les textes de loi, contre la réglementation qui veut qu'aucun médecin – fût-il chef de service – ne peut porter la responsabilité médicale des actes d'un autre médecin, les experts de l'ARS m'ont attribué la responsabilité de toutes les erreurs des internes et de mes collègues, sur leur simple déclaration, sans justification, sans aucun texte de référence comme il est pourtant usuel de le faire en matière de droit.

Lorsque j'ai alerté à maintes reprises le ministère, je n'ai jamais reçu la moindre réponse. Au contraire, mes courriers ont été réexpédiés à l'ARS et à la direction du CHU. Cette même direction envoyait copie au chef de pôle qui à son tour la donnait à mon collègue. Celui-là même qui me calomniait, et qui était pourtant la cible de plus d'une trentaine de courriers de malades se plaignant de ses comportements.

J'ai enfin été reçu, une fois, au ministère en novembre 2015. Par le directeur de la Direction générale de l'offre de soins (DGOS), Jean Debeaupuis, en présence de Danielle Toupillier, directrice du CNG (Centre national de gestion). Le premier m'a fait comprendre que les choses étaient ainsi, qu'il valait mieux s'en sortir par le haut et que je laisse tomber ce combat. Il me proposa une mission d'État au Maroc. Il rédigea un protocole d'accord que signa le directeur de l'ARS Bourgogne-Franche-Comté Christophe

Lannelongue, avant qu'il ne soit muté à Charleville-Mézières. Ce protocole stipulait que la ministre me proposait une mission d'État pour aller former les jeunes médecins au Maroc, diriger un service à l'hôpital Cheikh Khalifa à Casablanca et y développer deux laboratoires de recherche. Mais surtout il était stipulé que le ministère de la Santé et le ministère de l'Éducation nationale soutiendraient ma promotion à la classe exceptionnelle[1]. Voulait-on acheter mon silence ? M'éloigner le plus possible de Besançon ? Naïvement, je crus que c'était une proposition sincère de leur part compte tenu de tout ce que j'avais fait pour ce service et pour le CHU. De plus, Christophe Lannelongue avait pris conscience du caractère extrêmement partial du rapport de son département de surveillance et demandait qu'une nouvelle enquête soit menée sur tous les signalements que j'avais faits. Enfin, il déclara qu'il allait porter une attention particulière à mon centre de recherche qui devait se pérenniser au sein de l'hôpital de Besançon.

*

Hélas pour moi, un nouveau directeur d'agence fut nommé à compter de l'automne 2016. Il était censé mener à bien cette nouvelle expertise et suivre la lettre de mission. Or, cette lettre de mission fut transgressée et absolument pas respectée. Elle ne fut pas respectée car elle ne donnait pas le nom des médecins responsables des erreurs relevées et confirmées par les enquêteurs. De plus, en totale violation du code de déontologie, les experts rapportaient des ragots sur mon compte qui n'avaient rien à voir avec la lettre de mission. Enfin, ils avaient omis de décrire le mode d'organisation du suivi des cancers, c'est-à-dire l'existence d'un responsable nommé par eux, le Pr V. Le seul nom de

1. Les professeurs, en fonction de leur ancienneté, acquièrent successivement la première classe puis la classe exceptionnelle. Il s'agit d'une amélioration de leurs revenus.

médecin qui figurait dans ce rapport était le mien. N'y étaient inscrits ni le nom du responsable des RCP ni les noms des divers médecins seniors dont je signalais les nombreuses erreurs médicales.

Avec mon avocate, Me Myriam Kabbouri, nous avons apporté toutes les corrections qu'il fallait. Aucune n'a été prise en compte ! Cela signifie le caractère quasi totalitaire de ce rapport mensonger et fallacieux que je ne cesse de dénoncer.

J'ai demandé à ce nouveau directeur de l'ARS de me recevoir. Il n'a jamais répondu à mes courriers sauf après que j'ai signé ma mise à disposition pour le nouvel hôpital de Casablanca. J'ai pu enfin le rencontrer et lui dire face à face ce que je pensais de son attitude et de ses services. J'ai rencontré un homme de 35 ans, froid, sans aucune empathie, qui serait sans doute plus à l'aise dans une agence de gestion des déchets industriels que dans une agence de santé.

Il m'a fait comprendre que tout cela était « archéologique » – pour reprendre son terme – et qu'il n'avait que faire de mes réclamations.

Je ne peux pas admettre que, dans un pays comme la France, moi médecin de la fonction publique, professeur de médecine, qui ai tout donné pour l'hôpital public et l'université, je ne puisse être entendu. Oui, j'ai beaucoup donné, au point d'être probablement un des rares médecins de cet hôpital au tarif Sécurité sociale secteur 1. Moi qui ai aussi développé sans moyens des laboratoires publics fermés ensuite au mépris des personnels qui avaient tant travaillé…

*

Malheureusement, un nouveau fait divers très grave se déroula en mars et avril 2017 entre les murs du CHRU de

Besançon. Un malade de 46 ans suivi dans le service de cancérologie se vit remettre un médicament pour le cancer du rein alors qu'il souffrait d'un cancer de la thyroïde[1]. Médicament qu'on lui donna de la main à la main en violation des règles, mais surtout périmé depuis seize mois ! Ce malade est mort deux semaines et demie après avoir pris ce traitement. La famille a déposé plainte auprès du procureur. Ayant été personnellement le témoin de cette erreur médicamenteuse, je l'ai signalée sur le site national « Sécurité médicaments ». Or j'ai eu la surprise de voir que ma déclaration avait été envoyée à l'ARS Bourgogne-Franche-Comté et aux services de pharmacovigilance de l'hôpital de Besançon.

Quelque temps plus tard, l'épouse de ce patient décédé (qui avait un petit garçon de 10 ans) reçut une lettre de l'Agence affirmant que le malade n'avait pris qu'un comprimé alors qu'il en avait pris six (deux par jour pendant trois jours). Le directeur de l'agence régionale, signataire du courrier, avançait que c'était l'hôpital qui s'était aperçu de son erreur, ce qui est faux, puisque c'est l'épouse du malade qui en a averti le CHRU. Mais surtout, j'ai appris que ses services avaient omis de préciser à l'Agence nationale du médicament que les comprimés donnés étaient périmés. S'agissait-il là d'une dissimulation volontaire ?... Enfin, j'ai pu vérifier que les critères d'imputabilité qui permettent d'établir la responsabilité du médicament dans le décès du patient avaient été remplis de façon à minimiser la responsabilité de l'hôpital. Or, ce médicament nécessite obligatoirement un contrôle biologique chaque semaine car il est connu pour induire une insuffisance rénale. En le remettant de la main à la main, sans obtenir de consentement écrit du malade, il n'a pas été prescrit de suivi biologique,

1. Lire notamment l'article « Traité avec un anticancéreux périmé, sa veuve veut comprendre », publié dans l'*Est-Républicain* le 19 janvier 2018.

lequel aurait permis de dépister précocement la détérioration de la fonction rénale. Rien de tout cela n'a été consigné dans le rapport de l'ARS… En juillet 2017, Carole Guyot, la veuve d'Hervé Bernard, déposait une plainte pour « empoisonnement ». Fin janvier 2018, elle était entendue par les services de gendarmerie. L'enquête suit son cours…

De mon côté, j'ai écrit en août 2017 à Mme Agnès Buzyn, notre ministre de tutelle, pour dénoncer les écrits fallacieux de l'ARS dans un tel cas de décès par « intoxication médicamenteuse ». J'ai reçu un courrier de sa cheffe de cabinet, Sophie Ferracci, qui m'indiquait avoir transmis mes signalements à la Direction générale de l'offre de soins (DGOS), en quelque sorte la direction générale des hôpitaux, en espérant que celle-ci fasse une enquête qui soit indépendante et sérieuse. Début 2018, je n'avais toujours aucune nouvelle !

Un collectif de malades devait se créer le 29 septembre 2017 pour demander « la vérité sur les dysfonctionnements et les dissimulations du CHU de Besançon et de l'agence régionale de santé de Bourgogne et Franche-Comté ». Cela en dit long sur les motivations de ces patients qui m'apportent par ailleurs un soutien important. Ce collectif très actif a animé un site Internet où plus de mille personnes ont déposé des témoignages personnels me concernant et dénonçant le comportement de l'Agence de santé et du CHU.

*

Pendant toute cette période, j'ai subi, au sein de mon hôpital, une situation qui relève selon moi d'un harcèlement moral extrêmement grave. J'ai d'ailleurs déposé une plainte pour cela.

Dès le mois de décembre 2015, de nombreuses personnes se sont retrouvées à l'occasion du décès du Pr Jean-Louis Mégnien à l'hôpital Georges-Pompidou. Nous avons créé en mars 2016 l'association éponyme qui compte aujourd'hui plus de 400 membres, tous victimes de faits de maltraitance par leur administration. Le plus souvent, leur « faute » est d'avoir observé, contesté puis dénoncé des pratiques illicites ou inacceptables au sein des services hospitaliers où ils travaillent ; alors que la charte de bienveillance indique que toute personne qui a connaissance d'un acte, d'un fait qui attente à la dignité, à la réputation, à l'honneur d'une personne doit le signaler. Or, dès lors que vous signalez ce genre d'attitude, vous devenez une cible à abattre.

Au fil de ces événements, j'aurai beaucoup appris de la fonction publique. Moi qui étais un défenseur infatigable de l'hôpital public, je prends conscience de ce que les personnels ont pu vivre, de ce que certains malades doivent supporter, en termes d'humiliation, en termes de maltraitance.

Fils d'enseignants qui ont tout donné pour l'État, je découvre qu'en fait, et cela doit être encore plus fréquent que je ne l'imagine, des fonctionnaires utilisent leur statut pour agir en dehors des règles, en violation du droit.

J'ai aussi appris ces derniers mois que violer le code de santé publique n'entraîne aucune sanction. Mais que dénoncer des faits réels et incontestables vous expose aux représailles et aux accusations de diffamation. Malheur à celui qui dit la vérité !

Chapitre 16

« Une partie de moi est morte »

Par le Dr Agnès Gautier, ancienne neuro-pédiatre au CHU de Nantes

Agnès Gautier fut neuro-pédiatre, spécialiste de l'épilepsie.

Elle fut, car elle ne l'est plus. Son dernier poste de PU-PH au CHU de Nantes s'est terminé par une profonde dépression qui l'a contrainte à quitter l'hôpital et un métier qu'elle a exercé pendant près de trente ans.

Dans un service de neuro-pédiatrie aux moyens limités par une gestion draconienne, en butte à des refus systématiques lorsqu'elle demande des moyens supplémentaires en personnel, elle sera peu à peu isolée, maltraitée, avant de craquer.

Agnès Gautier a aujourd'hui 59 ans. Récit du parcours exemplaire d'un médecin engagé que la gouvernance pathogène d'un hôpital a détruit.

Je me revois encore face à la Loire qui coule près de chez moi face à mon bureau de praticien hospitalier.

M'y jeter et disparaître à jamais est une issue, pour ne plus souffrir.

Je ne sers plus à rien, toute décision à prendre dans ma vie quotidienne est une épreuve.

Une partie de moi est morte. On m'a amputée.

Autrefois, j'étais gaie pour un rien, aujourd'hui un rien suffit à me rendre triste. Ma famille et mes amis sont une béquille, la plus solide, l'autre n'est que chimique : mes antidépresseurs.

J'en suis consciente, je suis aujourd'hui inapte, irrécupérable.

À 59 ans, mon seul objectif est désormais la retraite. Trois longues années à tenir, alors que ma place devrait être auprès des patients et que j'en suis incapable.

En juin 2015, en miettes, j'ai non seulement quitté le CHU de Nantes, mais j'ai abandonné le métier de neuro-pédiatre que j'exerçais depuis presque trente ans.

C'est fini, je n'exercerai plus la médecine ; on m'a volé ma passion de soigner et d'accompagner mes petits patients épileptiques dans leur combat au long cours.

Quelque temps après mon départ de l'hôpital, j'ai dû y retourner pour vider mon bureau.

Impossible de retenir mes larmes en vidant mes tiroirs et armoires dans des cartons. Des archives regroupant toutes mes connaissances sur l'épilepsie et la neuropédiatrie, amassées des années durant.

Elles finiront dans une poubelle et je sais que je ne retoucherai jamais les quelques documents ramenés chez moi.

Non, je n'étais pas une femme fragile, ce que la hiérarchie du CHU a tenté de faire croire. J'ai remporté une première bataille. Une commission a reconnu ma maladie professionnelle consécutive à une « souffrance au travail ».

Je suis une victime parmi d'autres d'un système dévastateur qui contraint les équipes hospitalières à soigner vite et bien, par souci de rentabilité et d'économie, les maîtres mots dans nos établissements. Nantes n'échappe pas à ces contraintes et pousse cette logique financière jusqu'à diminuer dangereusement les effectifs et les moyens puis à écarter violemment celles et ceux qui s'opposent à ces stratégies mortifères.

On m'a mise à mort mais qui se soucie du devenir des enfants en souffrance que je voyais tous les jours ?

*

Oui, ce fut une passion pour un métier difficile. L'épilepsie est une maladie complexe, on devrait d'ailleurs parler d'épilepsies au pluriel tant les formes sont diverses dont l'évolution et le traitement sont variables.

Cette maladie vous rend humble. Détecter une angine ne pose aucune difficulté : on regarde la gorge et c'est réglé. Le diagnostic d'une épilepsie est autrement plus compliqué. Il nécessite du temps pour un interrogatoire poussé du patient et son entourage, examiner l'enfant, interpréter correctement l'électroencéphalogramme (EEG). Il peut être normal entre des crises et si l'enfant n'est pas hospitalisé assez longtemps, on ne pourra jamais faire « parler » cet examen. Mais le contraire est possible : un électroencéphalogramme anormal n'implique pas obligatoirement que l'on a face à soi un épileptique. Puis après avoir fait le diagnostic, il faut préciser le type d'épilepsie sans se tromper, car certains médicaments aggravent certains types d'épilepsie.

Il faut donc du temps, de l'expérience, du matériel pour établir un diagnostic fiable et ça ne peut se faire qu'à l'hôpital.

La neuro-pédiatrie vous plonge en permanence dans l'émotion.

On va proposer aux familles un accompagnement de leur enfant et pour cela il faut se rendre disponible à la demande : une consultation urgente, un coup de téléphone pour rassurer ou conseiller ; il s'agit de montrer à ces parents en souffrance confrontés à la maladie de leur enfant que nous sommes là, que nous serons toujours là.

Cette vie, je l'ai choisie ; elle fut mêlée de peines et de joies. J'ai participé avec passion et bonheur aux progrès de l'épileptologie avec mes collègues de la petite communauté neuro-pédiatrique : découverte de traitements efficaces mais aussi de types différents d'épilepsie, de bons pronostics. Un espoir pour nos patients qu'on n'imaginait pas voici trente ans !

Ce savoir-faire, je l'ai mis au service d'une équipe formidable au CHU d'Angers. Ç'a duré quinze ans.

L'unité de neuro-pédiatrie bénéficiait d'un chef de service qui nous soutenait et la solidarité entre soignants était réelle.

Ma rencontre avec mon futur mari, un Nantais, puis la naissance de nos deux filles en 2000 et 2001, vont provoquer ma mutation au CHU de Nantes en 2003.

Je travaille à temps partiel, 60 % du temps au CHU, ce qui me permet de trouver un équilibre entre vie personnelle et professionnelle. Je peux m'occuper des miens, faire du sport et ainsi évacuer le stress d'un travail passionnant mais exigeant. À Nantes, je suis devenue une neuro-pédiatre « volante », intervenant dans les différents services sans unité de neuro-pédiatrie, et avec des moyens nettement plus faibles malgré une forte activité.

Tout va changer en 2010.

Une collègue qui travaillait à temps plein quitte le CHU pour, dit-elle, « s'installer en ville pour une vie plus tranquille » ; elle ne sera pas remplacée durant quatre ans. Une épileptologue qui assurait des vacations annonce son départ en 2011 et ne sera pas remplacée non plus.

Je me retrouve à effectuer le travail de deux médecins ; je continue de rajouter des vacations à mon emploi du temps car si les effectifs fondent, les patients sont de plus en plus nombreux.

Je suis une file active de 250 épileptiques, mais on compte 50 nouveaux cas tous les ans puis tous les 6 mois.

De plus, le temps que je consacre aux patients est de plus en plus réduit avec la nouvelle organisation à l'économie de l'hôpital : je suis à la fois médecin spécialiste d'une maladie compliquée, mais aussi secrétaire quand je dois taper moi-même des comptes rendus d'EEG, organiser une hospitalisation ou prévoir un examen pour un patient, répondre à des dizaines de mails toujours urgents. Et puis, comme je suis comptable des actes effectués, je rentre aussi sur mon ordinateur les données du jour.

Pendant ce temps, mes patients attendent et je me sens coupable.

*

Chaque jour est un combat : pour trouver un lit d'hospitalisation, accéder à une salle de consultation – elles sont maintenant mutualisées avec la nouvelle organisation – prendre le temps nécessaire pour rassurer des parents angoissés après une crise de leur enfant ou adapter un traitement et éviter des hospitalisations inutiles.

Régulièrement, je reviens à la charge auprès de ma chef de service pour obtenir de l'aide dans ce contexte de sous-effectif. Invariablement, la réponse est « Non ! » ou « Ce n'est pas le même budget » ou « Ce n'était pas prévu » ou « Ce n'est pas la politique de la direction avec la mutualisation… »

Peu à peu, j'ai l'impression de me noyer ; je travaille mal, jamais je n'ai ressenti une telle culpabilité de ne pouvoir faire mieux.

Mes revendications régulières vont me faire passer pour une emmerdeuse.

Seul l'accompagnement de mes patients donne du sens à mon travail et sentir le besoin qu'ils ont de me voir régulièrement me maintient debout. Les réunions de service n'ont aucune utilité sinon nous transmettre les comptes d'activité, nous informer des décisions prises par la hiérarchie et nous culpabiliser quand nous avons oublié de remplir les T2A. Notre chef ne nous entend pas, refuse tout dialogue et fait des choix aberrants.

Moi, je cours toute la journée, comme un marin tentant de colmater les brèches d'un bateau à la dérive.

Et puis un jour, le 14 octobre 2013, je craque.

Pour la première fois de ma vie, je mets un genou à terre. En réalité, c'est mon être entier qui s'effondre. Ce n'est pas simplement la surcharge de travail, si fréquente actuellement, mais le manque de soutien de ma hiérarchie et la nouvelle organisation de l'hôpital qui m'ont anéantie. Comme toute personne normalement constituée, malgré mon organisation au top, il est devenu impossible de faire mon travail. Je suis alors en burn-out, tétanisée, abandonnant tout sur place.

De ces trois ans de labeur intense, je sors épuisée ; il est temps que je m'arrête avant de mourir.

Les secours s'organisent et mon quotidien est désormais rythmé par la médecine du travail, une psychothérapeute, les antidépresseurs et les somnifères, un stage de gestion du stress, la sophrologie et l'amour de ma famille. On peut dire que j'ai mis le paquet pour m'en sortir !

Mais à cette douleur de me voir si faible s'ajoute la culpabilité, celle d'avoir abandonné mes petits patients, soudainement, sans avoir eu le temps de les avertir.

Cela va durer huit longs mois pour réapprendre à vivre, en m'occupant des miens, en dormant, en me préparant à un retour au CHU validé par le médecin du travail.

J'ai désormais les outils pour éviter une récidive : ne pas faire quatre choses à la fois, savoir dire « Non » ou « Plus tard », distinguer l'urgent de l'important. Le médecin du travail s'est assuré auprès de ma chef de service que l'on avait procédé aux modifications nécessaires de mon travail pour éviter ma rechute. Hélas, si le sous-effectif va être corrigé avec l'arrivée d'une nouvelle PH, les deux autres facteurs, manque de soutien et nouvelle organisation, n'ont pas changé.

*

Le 11 juin 2014, pourtant, je franchis sereinement à nouveau les portes du CHU de Nantes

J'ai une activité de travail allégée – deux jours par semaine avec activité uniquement de consultation – en attendant que l'équipe soit au complet.

Je retrouve mes compétences et je suis heureuse de revoir mes patients avec leur famille qui me racontent à quel point ces huit mois ont été chaotiques malgré l'aide de la neuro-pédiatrie du CHU d'Angers :

— Ah, madame Gautier, vous êtes revenue, on est content… mais vous ne partirez plus, docteur, vous ne nous laisserez plus, n'est-ce pas ?

— Non, je suis revenue, je ne repartirai plus.

La seule qui ne sourit pas en me voyant revenir, c'est la neuropédiatre qui a tant galéré en mon absence ; elle est restée seule PH de neuropédiatrie au CHU. Elle est en grande souffrance et personne ne lui a expliqué les conditions de mon retour.

Très vite, elle me le reproche :

— Tu es égoïste, tu ne penses qu'à te préserver. Si tu n'es pas capable de travailler, il valait mieux rester chez toi !

En septembre 2014, une jeune neuropédiatre nous rejoint ; elle sera là à temps plein. Notre équipe est enfin au complet.

Je reprends le rythme qui fut le mien à mon arrivée au CHU en 2003, avec trois jours par semaine.

Mais très vite, je me rends compte que rien n'a vraiment changé en huit mois : une direction administrative non médicale, autoritaire et inadaptée, une hiérarchie médicale toujours complice de la direction, qui n'échange rien avec ses équipes face à des directives aberrantes.

Les secrétaires sont toujours interchangeables, et les erreurs sont nombreuses : une secrétaire de cardiologie ou d'endocrino-pédiatrie n'a pas les mêmes compétences que sa collègue de neuropédiatrie.

Le nombre de consultations a augmenté de 25 % mais pas le nombre de secrétaires ni les salles de consultation. J'assiste incrédule à des scènes inimaginables.

Une collègue qui s'était absentée se retrouve à son retour sans salle de consultation : « La salle sera disponible de telle heure à telle heure, puis un peu plus tard dans la journée et enfin le soir », lui dit-on…

Bref, elle doit s'organiser pour utiliser ces créneaux horaires durant lesquels la salle sera accessible.

C'est comme si on disait à un chirurgien : « Aujourd'hui, vous pourrez opérer une heure ce matin, vous reprendrez une demi-heure cet après-midi et vous finirez demain ! »

Ridicule !

Le refrain de notre chef de service est toujours le même : « Vous devez faire avec les moyens que vous avez et vous devez vous adapter… »

Pourtant, nous avons toujours besoin d'une infirmière coordinatrice, d'une secrétaire dédiée, de places d'hospitalisation, de places en EEG et en IRM.

Le problème est inextricable, car nos chefs n'ont aucune idée à nous soumettre ; seules les directives administratives comptent. Bien sûr, la neuropédiatrie n'est pas une activité rentable ! Les actes tarifés comptent, pas le temps passé auprès des malades.

Je mesure la perversité de ce système de gestion comme dans une entreprise dans laquelle on parle de méthodes pour augmenter la performance individuelle, de techniques d'évaluation avec audit, autant de mesures non seulement coûteuses mais complètement inadaptées aux soins.

Cette stratégie avec moins de soignants et plus d'administratifs ne fait qu'entraver le soin.

*

On nous fait culpabiliser en permanence si nos résultats sont inférieurs aux prévisions ou si nous demandons des moyens supplémentaires pour soigner correctement. On nous considère comme des producteurs de soin et on voudrait que nos patients ne soient plus que des clients. Et tant pis si on travaille toujours plus, vite et mal.

Tous les récalcitrants seront mis au pas avec une violence inouïe.

Notre chef de service fait montre d'un désintérêt invraisemblable quand des querelles, inévitables dans un tel climat délétère, surviennent au sein de l'équipe.

Peu à peu mes collègues ne vont pas me ménager ; le système de gouvernance mis en place ne favorise pas la solidarité, loin s'en faut.

La collègue en souffrance après avoir dû faire face, seule, aux difficultés pendant mon absence de huit mois ne comprend pas ; elle pense que je vais travailler moins alors que je propose de travailler mieux. Les reproches et les malentendus vont se succéder et contaminer notre jeune recrue qui partira six mois en congé maternité... sans être remplacée... Bref, pour une nouvelle équipe qui se retrouvait au complet, c'est mal parti !

En novembre 2014, on m'appelle en urgence le matin : les parents d'une jeune patiente sont au téléphone et prêts à venir à l'hôpital ; il faut l'examiner au plus vite. En l'absence d'une salle de consultation libre, je pose quelques questions et donne des conseils aux parents qui me rappellent un peu plus tard :

— Docteur, ça ne va toujours pas !

— Venez au CHU, on va la faire hospitaliser et demander un EEG en urgence.

Problème, il n'y a pas de lit disponible ni de place en EEG.

— On va essayer de régler ça par les urgences...

Je préviens les urgences, puis j'arrive après négociation à trouver une place en EEG pour cette patiente à 13 heures et je cours commencer mes consultations de l'après-midi.

Ces consultations sont chargées, comme d'habitude, et les cas difficiles.

Je fais plusieurs choses à la fois : écouter la famille, examiner l'enfant, réfléchir au diagnostic en fonction de l'EEG ; je dois interpréter cet examen puis taper le compte rendu, annoncer un diagnostic, choisir le traitement adapté, expliquer ; je suis interrompue par de nombreux coups de fil, des appels à l'aide de familles ou de collègues en détresse auquel je donne des conseils.

L'enfant arrive aux urgences et on me demande :

— On fait quoi, maintenant ? Peux-tu interpréter son EEG, examiner l'enfant ?

C'est ce que je fais entre deux consultations programmées.

Je peux alors donner un diagnostic et quelques consignes que je confirme par écrit.

— OK, mais il n'y a pas de place en hospitalisation.

D'autres patients m'attendent, je repars en consultation.

Les urgences m'appellent :

— Agnès, la petite ne va pas mieux…

— Essayez tel traitement…

— OK, mais pour ce traitement, il va falloir qu'on la surveille en soins intensifs et il n'y a pas de place.

— Surveillez-la aux urgences…

— Mais il n'y a pas de place aux urgences…

— Essayez en hospitalisation courte durée.

Mes consultations enfin terminées, on m'informe que l'enfant ne va toujours pas mieux.

Je demande d'augmenter le traitement et donne d'autres consignes si son état ne s'améliore pas.

L'infirmière s'inquiète :

— Tu crois qu'elle est bien surveillée ?

— Avec ce traitement, elle va somnoler un peu, mais ça va bien se passer.

Je me veux rassurante mais je rentre chez moi un peu inquiète tout de même. On m'appelle dans la nuit, c'est la réanimatrice :

— Ta patiente ne va toujours pas mieux… on n'a pas de place en réa et je crains que dans le service où elle est, elle ne soit pas bien surveillée. Veux-tu qu'on associe tel traitement comme tu l'as noté ?

— Oui, celui-là est sans risque.

Hélas, ce deuxième traitement se révélera inefficace.

Le lendemain, c'est ma nouvelle collègue neuropédiatre qui prend le relais mais à peine ai-je mis les pieds dans le service, le surlendemain, que cette collègue me tombe dessus :

— Mais Agnès, qu'est-ce que tu as fait avec cette patiente ?

Elle a raison, on a improvisé sans cesse avec les moyens que l'on avait et ma collègue ignore la journée de dingue que j'ai vécue.

Je ne sais que répondre et je m'effondre en pleurs, pensant avoir fait une faute grave. Me voyant traumatisée, le médecin du travail m'ordonne de quitter l'hôpital et je laisse tout en plan ; mon médecin traitant m'arrête huit jours. En fait, je vais comprendre rapidement que je n'ai pas fait de faute et que je ne suis pas en récidive de burn-out !

Ma jeune collègue a simplement confondu dysfonctionnement du service avec mes « erreurs supposées ».

Malheureusement, l'information va remonter jusqu'à ma hiérarchie :

— Agnès, tu mets les enfants en danger… Écoute, je t'ai pris un rendez-vous à la médecine du travail… C'est ta fragilité psychologique qui t'a mise en burn-out, et maintenant tu mets les enfants et ton équipe en danger… Je le sais, je suis médecin. Après un burn-out, on ne reprend pas le travail à son poste, il faut envisager un reclassement professionnel…

J'apprendrai plus tard que l'état de santé de la fillette s'est amélioré. Ç'a pris un peu de temps, mais elle va beaucoup mieux aujourd'hui.

*

À mon retour huit jours plus tard, ma chef m'apostrophe :

— Pour cet arrêt, tu ne m'as pas prévenue, tu n'as aucun respect pour ta hiérarchie et tu as mis tes collègues en difficulté…

— Mais je n'ai commis aucune faute…

— C'est pas ce qu'on m'a dit… Non, Agnès, tu n'es pas une bonne collaboratrice !

Je veux prouver le contraire et je m'accroche.

Mais les attaques personnelles ne cessent pas et je sens bien que mes collègues neuro-pédiatres doutent aussi de mes capacités. Toutes ces accusations sont fausses. Je trouve ça tellement injuste.

Je me retrouve chez un nouveau médecin du travail *en intérim* ; il a du mal à me croire non fautive, ma chef de service s'est chargée de m'accabler.

Le médecin du travail me déclare apte au travail mais sans garde ni astreinte et sous contrôle du psychologue du travail.

Je sors de tout cela effondrée, je suis déclarée apte mais pas blanchie de toute faute.

La peur m'envahit : ne vais-je pas commettre une faute ? Un mauvais diagnostic, un traitement inapproprié. Je n'ai plus la confiance de mes collègues neuro-pédiatres, ma chef de service m'attend au tournant, et désormais, c'est moi qui n'ai plus du tout confiance en moi !

En février 2015, je ne peux plus continuer ainsi et je demande une réunion de médiation à ma chef de service qui m'envoie balader : « Je n'ai pas le temps ! »

Si elle refuse cette médiation, elle sera impossible à mettre en place.

En réalité, je sais bien que ma chef, qui est réanimatrice, ne connaît rien à la neuro-pédiatrie. Si elle refuse le dialogue, c'est parce qu'elle a compris qu'elle ne gagnerait pas la partie.

Je pensais pourtant que l'avenir des enfants que nous suivions dans le service était une priorité absolue…

Je me retourne à nouveau vers la médecine du travail. C'est un nouveau médecin qui me reçoit et m'écoute attentivement : elle comprend rapidement que je subis une souffrance au travail.

Ce médecin trouve cependant qu'une médiation est une bonne idée et elle parvient enfin à convaincre ma chef de service. Elle lui transmet des documents qu'elle doit signer… ce qu'elle ne fera jamais.

En ce mois de février 2015, la surcharge de travail se confirme car notre jeune recrue est en congé maternité mais ça n'a pas l'air d'émouvoir notre chef : « Vous devez vous adapter et ne vous plaignez pas surtout. Vous êtes mieux loties qu'aux urgences ou en hospitalisation de jour, où il n'y a pas de place. »

Deux bonnes raisons pour nous refuser tout moyen supplémentaire.

Je suis contrainte de trier les patients ; il y a les cas urgents qui m'accaparent, les consultations qui s'enchaînent à un rythme infernal, et j'ai deux mois de retard pour traiter d'autres cas, difficiles mais moins urgents.

Je ne peux compter sur l'aide de M. qui continue les reproches, m'isole progressivement, prend des décisions sans me consulter ; j'ai l'impression d'être devenue une moins que rien, je vis de plus en plus mal cette ambiance délétère.

De fait, depuis quelques semaines, j'ai des troubles du sommeil, j'ai du mal à me concentrer, des troubles de la mémoire, j'ai perdu complètement confiance en moi car l'angoisse est là, permanente : peur de faire une erreur, peur de mal me comporter avec mes collègues.

Je consulte une avocate et des médecins spécialistes des risques psychosociaux : « Vous pouvez légitimement demander réparation en justice au CHU, mais ça va être long et coûteux. »

Je fais appel au CHSCT de l'hôpital. Réponse : « On ne prend pas en compte les cas particuliers. »

Début juin 2015, je revois le médecin du travail et lui raconte mon quotidien. Pour souffler, j'espère un aménagement de poste, ce qui me permettrait de ne venir à l'hôpital que deux jours par semaine pour des consultations.

Ma chef de service s'y oppose.

Je comprends qu'il n'y a qu'une seule issue pour moi, partir, prendre soin de moi, avant que ce climat toxique ne me tue.

En fait, mon départ, c'est ce qu'attendait ma chef de service : je suis devenue celle qu'elle décrivait, une « fragile psychologique » cette fois en dépression sévère, un danger pour les patients et pour moi.

*

Le 23 juin 2015, je quitte définitivement le CHU, je suis hors de danger mais je pars après vingt-sept ans de métier avec l'étiquette d'une incapable, d'une coupable.

Je vais abandonner mes patients et leur famille auxquels j'avais promis de ne plus les quitter. Meurtrie, vide, sans but. La médecine, c'est fini pour moi !

Un peu plus d'un an plus tard, en septembre 2016, après des démarches interminables, j'obtiens la reconnaissance de maladie professionnelle. Cela a le mérite de me donner un statut de victime et j'ai obtenu une petite réparation de mon honneur. Cela me permet également de garder mes « émoluments » pendant quelques années grâce à mon statut de praticien hospitalier. Mais de manière irréversible, j'ai perdu une partie de moi-même et je ne serai plus jamais celle que j'ai été.

Ni les antidépresseurs, ni la sophrologie, ni la psychothérapeute ne peuvent me faire oublier ce déchirement, la perte de mon métier.

Cependant, à cette première douleur va s'en ajouter une autre : celle de savoir que la souffrance au travail en pédiatrie continue avec des conséquences pour médecins et patients !

En 2017 il n'y a plus aucun PH neuropédiatre au CHU de Nantes ; mes deux collègues sont parties pour éviter de tomber comme moi.

La direction du CHU est dans le déni alors que dans le même temps elle refuse la prise en charge de certains patients épileptiques, n'ayant plus la capacité de les recevoir à Nantes. C'est un aveu de faiblesse mais la direction ne le reconnaîtra pas, alors qu'elle cherche des praticiens hospitaliers pour nous remplacer en neuropédiatrie.

Déjà, à la fin de l'année 2015, les 300 épileptiques de Loire-Atlantique et de Vendée ne savent plus où aller. Les centres voisins du CHU de Nantes sont débordés. Sans état d'âme, la direction va envoyer les nombreux patients vers le CHU d'Angers, 90 kilomètres plus loin. Il reste une épileptologue de grande valeur. Problème, elle est submergée de travail et fait face aux pressions. Elle adresse un mail à la chef de service de pédiatrie nantaise : « Je suis scandalisée devant l'activité entravée des neuropédiatres épileptologues à Nantes [...] Veut-on laisser tomber l'épileptologie de l'enfant après avoir abandonné celle de l'adulte ? [...] Est-ce qu'un CHU a le droit de ne pas répondre à un besoin de santé publique, de décider seul dans son coin que non, finalement, on ne va pas se donner les moyens de prendre en charge de nombreux patients ?... » Ce mail restera sans réponse.

En fait, la hiérarchie nantaise a un plan B qui leur convient : l'arrivée d'un nouveau PU-PH dans l'unité de neuropédiatrie d'Angers. Ainsi, on pourra mettre à Angers la neuropédiatrie de Nantes.

Le problème, c'est que les patients nantais subissent une mauvaise prise en charge et les erreurs s'accumulent : mauvais diagnostic d'épilepsie porté aux urgences nantaises sans accompagnement du patient et de sa famille ; consultation remise aux calendes grecques car la neuropédiatre est débordée. Ce suivi médical insuffisant génère chez les parents un sentiment d'abandon.

*

J'aurais souffert en silence, assignée à résidence chez moi avec ma famille et mes antidépresseurs, si n'était pas survenue la mort de Martin.

Martin était un jeune homme de mon entourage.

En mars 2017, il est mort au CHU de Nantes, sans que l'on sache exactement les causes du décès de ce garçon jusqu'ici en pleine santé, heureux de vivre. Depuis des semaines il multipliait les malaises et il était question qu'il soit hospitalisé quelque temps plus tard.

Que s'est-il passé ? Il n'y avait pas de lit d'hospitalisation disponible, c'est un mal récurrent au CHU.

Il n'y avait pas de médecins compétents ; il y avait les bons médecins mais ils ont réagi trop tard ; des médecins obligés de faire du bricolage, de se battre pour accéder aux IRM ou pour pratiquer un électroencéphalogramme.

Il est possible que rien de tout cela n'explique le décès de Martin, mais cette mort a été un déclencheur pour moi : j'ai décidé de parler.

Je deviens une lanceuse d'alerte avec ma lettre à Agnès Buzyn, la ministre de la Santé, envoyée en septembre 2017.

Je signale la maltraitance sévère des médecins hospitaliers pédiatres du CHU de Nantes avec une longue liste de médecins en souffrance : des neuro-pédiatres, mais pas seulement, avec des arrêts maladie et des départs de pédiatres de valeur.

J'évoque l'inefficacité des alertes qu'avec des collègues nous avons adressées aux différentes instances locales et régionales.

Je parle enfin et surtout des conséquences pour les patients pédiatriques dont la prise en charge s'est dégradée.

Cette lettre n'est suivie d'aucun effet. La direction du CHU de Nantes est dans le déni et le président de la CME va tenter de faire croire que je suis un cas isolé avec des problèmes personnels. D'autres parleront après moi et viendront le contredire.

Si j'ai parlé, c'est au nom de toutes celles et de tous ceux qui sont victimes du *lean management* auquel se sont convertis tous les hôpitaux ; la gestion sans gaspillage, au plus juste… pour produire mieux. On l'a oublié, mais cette méthode de gestion a été initiée dans les années 1970, non pas dans des hôpitaux… mais dans les usines Toyota au Japon !

Nous ne produisons pas des voitures, nous n'avons rien à vendre dans nos hôpitaux. Au bout de la chaîne des soins, il y a un patient. Gérer mieux, oui, dépenser l'argent plus efficacement, oui, mais sacrifier les soignants opposés à cette dictature de la performance individuelle est une faute grave. C'est une mise en concurrence entre tous les membres d'une équipe, chacun surveillant l'autre et poussant à la délation.

Le CHU de Nantes n'a pas échappé à cette épidémie.

Pourquoi ?

En réalité, c'est assez simple à comprendre. Le but du jeu est l'équilibre financier, le CHU de Nantes s'est fait un point d'honneur de l'atteindre depuis plusieurs années. Il a même été excédentaire de 40 millions d'euros.

En 2026, sur l'île de Nantes, devrait être inauguré le nouveau CHU de la ville.

Budget estimé : 1 milliard d'euros, sans doute le plus cher de France.

Un projet titanesque d'une douzaine de bâtiments, sur 10 hectares.

Voilà pourquoi la direction impose un régime draconien aux différentes unités du CHU : il faut économiser.

Des ressources humaines, la direction et ses complices n'ont conservé que les ressources.

En attendant d'être accueilli dans cet établissement ultramoderne, le patient devra… patienter quand il se présentera dans un hôpital aujourd'hui désorganisé, que de nombreux médecins fuient.

Pourquoi, alors que ce projet de nouvel hôpital est lancé, avoir dépensé de l'argent dans la construction d'une nouvelle maternité ou la remise à neuf des locaux de la pédiatrie ou des urgences ? Est-ce une bonne gestion ?

Je ne suis plus seule aujourd'hui, après m'être rapprochée de l'Association Jean-Louis Mégnien. Comme beaucoup d'autres sans doute, j'ai trouvé bienveillance et compréhension et j'ai découvert que je n'étais pas un cas unique en rencontrant de nombreuses victimes d'une méthode de management désormais très répandue.

Je ne suis plus seule non plus, en novembre 2017, lorsque vingt-quatre pédiatres du CHU de Nantes écrivent à Agnès Buzyn une deuxième lettre pour réclamer une enquête de l'IGAS en raison du « climat de maltraitance managériale » régnant en pédiatrie.

Cette démarche rend caducs les propos du chef de service de réanimation pédiatrique qui, soutenant ma chef, laissait entendre que j'étais le seul cas problématique chez les pédiatres.

L'ARS lui avait emboîté le pas pour étouffer une crise évidente.

Dans ce courrier à la ministre, les pédiatres utilisent des mots que j'aurais pu écrire moi-même : « management autoritaire, inadapté et toxique » ; des faits de ma première lettre sont confirmés « tous vérifiables et incontestables ». Ils ajoutent même à la longue liste des maltraités une endocrinologue pédiatre « unanimement reconnue pour ses compétences professionnelles et relationnelles » en arrêt maladie depuis octobre 2017.

Au total, une dizaine de praticiens du service de pédiatrie a quitté le CHU en trois ans.

Pour les signataires de ce courrier, la situation est « alarmante » avec des « professionnels emmurés dans leur silence » pour deux raisons majeures : des conflits éthiques quotidiens faute de moyens et faute de soutien de leur hiérarchie. Ils ajoutent : « Les soignants ne font pas l'objet de bienveillance, la violence verbale est trop fréquente, il est peu tenu compte des propositions de nos équipes. »

Ils demandent enfin une « enquête IGAS impartiale » par « une aide et extérieure » à l'hôpital afin « d'éviter un drame que personne ne souhaite mais que nous redoutons ».

Cette lettre du collectif de pédiatres a eu son effet : la gouvernance médico-administrative du CHU de Nantes ne peut plus cacher la réalité. Mais pour éviter l'enquête IGAS impartiale demandée, ils annoncent l'organisation rapide d'une enquête dite « plus confraternelle » appelée « mission d'accompagnement » validée par l'ARS avec trois experts pédiatres hospitaliers parisiens. Objectif : rencontrer les équipes, établir un diagnostic précis de la situation et proposer des recommandations d'action.

La mission d'accompagnement a réalisé son expertise. Elle est certes extérieure mais pas impartiale puisque dirigée par notre gouvernance. De plus, les membres de cette mission ont des liens d'intérêt avec notre chef de service qui est secrétaire de la Société française de neuropédiatrie !

Le résultat est communiqué en réunion avec l'équipe médicale : c'est le retour du déni ! Toute maltraitance est réfutée ; le problème viendrait d'un service trop grand, difficile à gérer. Un résultat pitoyable. Mais pouvait-il en être autrement avec une mission non indépendante demandée par la direction ?

Faut-il aller plus loin ? Je ne sais pas, mais ce sera sans moi ; je me retire désormais de la « bataille » et laisse le soin aux pédiatres de poursuivre ou non.

Mon seul espoir désormais est que ce système dictatorial à l'hôpital cesse un jour, que les médecins puissent être préservés de toute maltraitance afin que les patients soient bien soignés.

Conclusion

La leçon du CHU de Grenoble

Par le Pr Philippe Halimi

J'ose espérer que 2018 sera l'année du changement de cap pour l'hôpital public !

Notre souhait est que le système hospitalier public évolue rapidement, que les directeurs et les autres personnels maltraitants rendent des comptes et soient dans l'obligation de faire face à leurs responsabilités au lieu d'étouffer les affaires, que les personnels harcelés soient enfin entendus !

Pour le moment, les directions se contentent de rester muettes face aux alertes. Certaines, les plus perverses, s'amusent probablement de voir plonger les gens ! Cette absence d'humanité dans un milieu qui devrait en être porteur est effrayante.

L'exemple très récent du CHU de Grenoble est à cet égard exemplaire. Nous devons en tirer la leçon.

L'Association nationale Jean-Louis Mégnien avait alerté depuis plusieurs mois les pouvoirs publics et le médiateur national sur les nombreuses situations de maltraitance et de harcèlement qui lui avaient été signalées dans cet hôpital.

Il a fallu le suicide d'un jeune neurochirurgien de 36 ans début novembre dernier pour que les autorités de santé se préoccupent enfin avec sérieux de la situation tragique de ce CHU et qu'une enquête sur cet établissement soit diligentée par le ministère des Solidarités et de la Santé.

M. Olivier Véran, neurologue à l'hôpital de Grenoble et député de l'Isère, et Mme Agnès Buzyn, ministre des Solidarités et de la Santé, ont confirmé, le 19 décembre 2017, devant l'Assemblée nationale, la gravité des faits survenus dans cet établissement. Le rapport du médiateur national, rendu public en début d'année, est accablant pour la gouvernance locale. Ceux qui ont commis de tels agissements et ceux dont c'était le devoir de les empêcher sont toujours en place et ne sont pas sanctionnés.

On peut cependant constater, à l'occasion de cette affaire, un changement de ton très net du ministère de la Santé. La ministre actuelle est sortie du déni manifesté habituellement par les pouvoirs publics devant de tels faits. Elle a eu le courage d'appeler ces faits par leur nom, de prononcer les mots « maltraitance » et « harcèlement », de les dénoncer avec détermination et d'envisager des mesures énergiques pour y faire face. La réaction de la gouvernance locale, toujours, elle, dans le déni, mais aussi le communiqué de la conférence des DG de CHU (soutenant les autorités administratives et médicales grenobloises, malgré les déclarations d'Agnès Buzyn et le contenu du rapport) montrent à quel point le chemin restant à accomplir est immense.

La vigilance s'impose, car, malgré la volonté des autorités de santé de rétablir la sérénité dans cet hôpital, les mauvaises et vieilles habitudes peuvent reprendre le dessus. Je ne peux imaginer un seul instant que les mêmes, qui ont tellement mal fait au service de quelques intérêts particuliers, vont désormais agir avec honnêteté et transparence, dans l'intérêt de la collectivité médicale dans son ensemble.

La DG de Grenoble devrait changer dans les mois qui viennent mais qui va la remplacer, avec quelles missions prioritaires (le bien-être des soignants et des patients ou la logique comptable) ?

Les responsables de la gouvernance médicale (président et vice-président de CME), la plupart des chefs de pôle, nommés par l'administration, sont totalement discrédités. Ils n'ont pas su (ou pas voulu) défendre leurs collègues maltraités, ils restent dans le déni, et sont toujours en place.

Une motion de défiance de la collectivité médicale suffira-t-elle pour les faire partir ? Si c'est le cas, il faudra bien choisir leurs successeurs.

Il y a malheureusement d'autres CHU que Grenoble qui sont au bord de l'implosion : Limoges, Nantes, Bordeaux, Caen, sans parler de l'AP-HP.

À notre initiative, une médiation nationale est en cours à Limoges pour une collègue PH cardio-réanimatrice qui devrait aboutir (son histoire fait l'objet d'un chapitre de ce livre[1]) et une autre qui devrait démarrer dans la même spécialité à Bordeaux. Dans ces deux CHU où des collègues sont mises au placard, c'est le suivi de qualité de la filière des patients transplantés cardiaques qui est en questionnement.

La situation à Limoges est comparable à celle de Grenoble. La maltraitance est diffuse. Une collègue, cheffe du service de néphrologie, a quitté l'établissement après avoir été plusieurs mois en arrêt de travail, consécutif à un harcèlement de plusieurs médecins de son ex-service. Elle n'a jamais été soutenue ou aidée localement. J'ai appris qu'elle était en partance pour un hôpital de l'AP-HP (dirigé par l'ancienne directrice de l'hôpital Georges-Pompidou…), qu'elle devrait intégrer dans le deuxième semestre de cette année. Espérons que tout se passera bien pour elle. Une autre collègue anesthésiste est en arrêt

1. Lire le chapitre 11, « Au péril de la vie des patients ; Itinéraire d'une enfant (trop) gâtée ».

depuis mi-novembre, en grande souffrance. Deux chirurgiens, cardiaque et thoracique, de l'établissement sont maltraités par leur hiérarchie. Un chef de service n'exerce plus depuis au moins un an, accusé de harcèlement sexuel sur trois médecins de son service. L'affaire est étouffée… Au moins un de ces praticiens a quitté l'établissement depuis. C'est le président de la CME, dont la spécialité est tout autre, qui en est devenu le chef de service intérimaire ! La restructuration locale de la cardiologie et de la chirurgie cardio-thoracique a été un échec. Le chef de service de cardiologie a fait tout son cursus dans une autre spécialité (en médecine vasculaire), le chef de service de chirurgie thoracique n'est pas chirurgien. Triste bilan pour un seul CHU. Autant de situations aberrantes, que des collègues en souffrance vivent au quotidien dans l'indifférence totale et parfois l'hostilité de leur administration locale.

Il faut remercier ici le médiateur national, M. Édouard Couty, pour ses actions extrêmement positives menées en faveur des médecins PH et PU-PH maltraités par un système hospitalier qui a besoin d'être réformé en profondeur.

Avec des moyens pour le moment très limités, il a déployé dans cette tâche difficile une énergie et un savoir-faire inébranlables. Son action se situe dans la durée. Comme il me le disait récemment : « Il faut progressivement passer, dans la relation interpersonnelle au travail, d'une culture du conflit et du rapport de force en première intention à une culture de la médiation en première intention, avant de n'aller au conflit que si on ne peut pas faire autrement. »

Son ambition pour 2018 est de réussir la mise en place de la fonction de médiation pour tous les professionnels hospitaliers. Édouard Couty sait que ce sera difficile dans le contexte budgétaire actuel (mais que représentent 1,5 million d'euros par an par rapport aux enjeux nationaux de la médiation ?). Ce sera difficile d'un point de vue pédagogique, il faudra installer dans le paysage actuel une nouvelle fonction qui devra prendre sa place et rien que sa place. Le médiateur ne pourra pas tout régler, il n'est pas compétent pour tous les conflits, il ne peut pas guérir les cas « pathologiques », il ne peut porter à lui tout seul les problèmes de fonctionnement de l'hôpital public.

Même si nous pouvons avoir des divergences d'analyse sur la manière de traiter tel ou tel problème, le médiateur partage avec nous ce même objectif de réformer dans le même sens et en profondeur notre système hospitalier public. Ce changement que nous voulons susciter nécessitera l'adhésion et le support des autorités publiques de santé. Le ministère actuel nous offre de nouvelles perspectives avec une fenêtre « d'intervention » dont nous ne connaissons pas la durée.

Sortie du déni, libération de la parole, enquêtes, modifications réglementaires et législatives, fin de l'impunité et médiations pour trouver des solutions dignes à ces drames humains doivent s'imposer dans les meilleurs délais[1]. Un énorme chantier doit s'ouvrir. Il faut aller vite. La qualité et la survie du système hospitalier public en tant que clé de voûte du système français de soins sont en jeu.

---

1. Lire l'épilogue, « Nos 16 propositions pour arrêter la destruction de l'hôpital public ».

Épilogue

Nos 16 propositions pour lutter contre le harcèlement et pour arrêter la destruction de l'hôpital public

Par les Prs Philippe Halimi et Christian Marescaux

Nous avons décrit tout au long de ce livre, témoignages à l'appui, la gravité de la situation et l'urgence qu'il y a à prendre de vraies mesures pour arrêter cette lente destruction de notre hôpital public. Des actions d'information, d'alerte et de soutien aux victimes doivent être mises en œuvre au plus vite pour qu'une culture de la bientraitance s'instaure dans les hôpitaux publics et que les auteurs d'actes de harcèlement soient sévèrement sanctionnés et punis : la peur doit changer de camp !

Depuis de nombreux mois, l'Association nationale Jean-Louis Mégnien mène une action auprès des responsables politiques, du ministère de la Santé et du ministère de la Justice. Elle est prête à entamer des actions conjointes avec les syndicats. Par ailleurs, elle informe constamment la presse et sollicite régulièrement les principaux acteurs de la vie civile.

Voici quelles sont nos 16 propositions prioritaires :

Proposition n° 1 : Faire respecter l'état de droit au sein de nos hôpitaux.

Rappelons que le ministère des Solidarités et de la Santé et les organismes placés sous sa tutelle sont considérés comme une personne morale. Ses décisions et celles de ses organes sont soumises au respect :

– de la LÉGALITÉ. Ce principe suppose que lui-même et les organes qui en dépendent respectent la loi et les règlements,

– de l'ÉGALITÉ qui s'oppose à tout traitement différencié des personnes juridiques.

Proposition n° 2 : Amender la loi « Hôpital, Patients, Santé et Territoires » de 2009.

Le déséquilibre des pouvoirs au sein de l'hôpital public, induit par la loi HPST, explique largement les situations de maltraitance et de harcèlement qui y existent. Il est donc nécessaire de rééquilibrer les pouvoirs au sein de l'hôpital public, entre les organes de direction (directeur, président de CME, chefs de pôles) et la collectivité hospitalière pour un fonctionnement plus démocratique. La répartition des pouvoirs au sein de l'hôpital public constitue un problème politique. Nous estimons que cette question revêt une importance capitale.

Proposition n° 3 : Amender les textes réglementaires actuels.

Les textes actuels régissant le fonctionnement hospitalier ne sont pas adaptés à une résolution rapide et juste des situations de harcèlement. Ils devraient être amendés sur plusieurs points avec comme principe la recherche de solutions équilibrées qui respectent les principes de transparence, d'impartialité et du contradictoire.

En effet, les cas portés à la connaissance de l'association montrent que l'omnipotence et l'arbitraire de l'administration devraient faire place à des procédures paritaires, à des enquêtes objectives et à des prises de décision rapides. Cela éviterait de multiplier les intervenants qui ont des compétences liées et refusent d'assumer leurs responsabilités respectives (directions hospitalières, ARS, CNG). Dans ces conditions, les atteintes à la dignité se perpétuent et plongent les victimes de harcèlement dans des impasses, situation qui aggrave l'altération de leur état physique et psychique.

Proposition nº 4 : Rendre plus transparent le fonctionnement des ARS et du CNG.

Il faut que les enquêtes des ARS et du CNG suivent une procédure écrite, contradictoire et équitable.

Il s'agit de mieux connaître la prise en charge des dossiers, d'obliger ces organismes à répondre quand ils sont saisis et qu'une réponse soit donnée dans les deux mois.

Le mode de fonctionnement du CNG n'est pas satisfaisant. Il est perçu par la majorité des praticiens comme une structure opaque, peu réactive, à caractère partisan (enquêtes uniquement à charge, non communiquées), laxiste avec les directions, incapable de faire respecter ses décisions lorsqu'elles sont en faveur d'un praticien, et qui globalement, contribue, notamment par sa lenteur d'action, au maintien en situation de harcèlement des praticiens.

Trop souvent, ses enquêtes internes et celles diligentées par l'ARS sont secrètes et la personne mise en cause ne peut ni avoir connaissance de ce qui lui est reproché, ni se défendre. Il faut rappeler que l'accès aux données et le droit à rectification par le praticien sont un droit (loi Informatique et Libertés du 6 janvier 1978). Tout mis en cause doit pouvoir se faire assister à tous les stades de la procédure.

Pour ce qui concerne son département des praticiens hospitaliers, le CNG pourrait voir ses moyens renforcés, afin qu'il soit en mesure de traiter plus rapidement et plus efficacement les dossiers qui lui sont confiés.

Proposition n° 5 : Déclencher systématiquement des procédures disciplinaires et appliquer des sanctions administratives à l'encontre des auteurs de harcèlement moral.

Lorsque des décisions de justice administrative ou pénale condamnent des comportements de harcèlement moral, leurs auteurs ne sont pas sanctionnés au plan disciplinaire. Pis, ils sont régulièrement reconduits dans leurs fonctions, voire, ce qui paraît incroyable, très souvent promus (directeurs, chefs de service, chefs de pôle, cadres). Ce sentiment d'impunité totale conduit au renouvellement par ces mêmes personnes, tout au long de leur parcours hospitalier, de pratiques maltraitantes, sans qu'il y ait de volonté de la part des directions ou des tutelles d'y mettre un terme, en appliquant des sanctions qui auraient valeur d'exemple.

Proposition n° 6 : Obtenir la protection des personnes qui dénoncent des faits de harcèlement moral par le directeur d'établissement ou par l'ARS.

Il faut rappeler que le Code pénal ainsi que la loi Le Pors protègent les salariés qui dénoncent des faits de harcèlement.

Les informations remontées à l'Association démontrent que, dans de nombreux cas, la protection des personnes dénonçant des faits de harcèlement n'a pas été assurée. De ce fait, celles-ci ont été sanctionnées dans leur exercice professionnel, et pour certaines harcelées, contrevenant ainsi au principe d'immunité s'opposant à toute sanction, y compris dans l'hypothèse où les faits rapportés ne seraient pas établis (Cass. Soc., 06/06/12, nº 10-28345).

Proposition nº 7 : Sensibiliser les juridictions administratives et pénales à la question du harcèlement.

Les juridictions administratives et pénales ainsi que les parquets devraient être davantage sensibilisés à la question du harcèlement afin que ces graves atteintes à la dignité humaine soient prises avec tout le sérieux et toute la gravité qu'elles méritent. Les classements sans suite quasi systématiques des nombreuses plaintes déposées pour harcèlement ne cessent de nous interpeller.

Proposition nº 8 : Modifier les procédures pour limiter le droit d'un directeur de suspendre un praticien pour atteinte à la sécurité.

Actuellement, cette suspension s'accompagne souvent d'une plainte déposée auprès des tribunaux par l'ARS.

En pratique, dès qu'un cas est signalé, la commission régionale paritaire (CRP) devrait se réunir dans les deux mois, charge au praticien comme à la direction de compléter le dossier dans ce délai. Pour travailler efficacement et en profondeur, les membres des commissions devraient être informés d'emblée (et non au dernier moment voire la veille comme c'est trop souvent le cas) de la date de convocation de la commission, du PH concerné, de sa spécialité et de son hôpital.

Proposition n° 9 : Faire reconnaître la faute inexcusable de l'employeur en cas de suicide.

Et ce si l'une au moins de ces deux conditions est remplie :

– L'employeur n'a pas pris connaissance du danger auquel il exposait son salarié ;

– L'employeur, lorsqu'il a été alerté, n'a pas pris les moyens nécessaires pour préserver la santé et la sécurité de ce dernier.

Proposition n° 10 : Exiger de l'administration qu'elle protège les victimes de maltraitance et/ou de harcèlement moral.

Et aussi qu'elle respecte ses obligations vis-à-vis de la personne présumée harcelée.

Ce qui implique pour les directions hospitalières, les ARS et les départements des praticiens du CNG :

– L'engagement de poursuites disciplinaires à l'encontre de l'auteur ou des auteurs du harcèlement ;

– Des mesures d'éloignement de celui-ci ;

– Le rétablissement dans ses droits de l'agent victime du harcèlement moral.

Proposition n° 11 : Demander la mise en œuvre automatique de la protection fonctionnelle pour la personne présumée harcelée ou maltraitée.

Celle-ci est applicable explicitement aux PH depuis la loi du 20 avril 2016, mais son octroi ne doit donc plus dépendre de l'accord du directeur d'établissement, d'autant plus qu'il se trouve souvent dans la position d'être juge et partie, puisque c'est lui qui peut être mis en cause par le praticien lui demandant la protection fonctionnelle.

Proposition n° 12 : Développer une vraie politique de prévention.

Ce point essentiel est au cœur de notre action. Nous voulons convaincre les responsables politiques de la nécessité de faire évoluer les lois de santé vers un rééquilibrage des pouvoirs entre les gestionnaires et les soignants : il faut que l'hôpital sorte du NPM (« *New Public Management* »), d'une vision managériale purement comptable de l'hôpital, détachée du terrain et des équipes, préoccupée uniquement de quantitatif et d'augmentation sans limites de la consommation des actes médicaux. Il faut réintroduire la notion de qualité dans la prise en charge des patients, faire confiance sur le terrain aux équipes, alors qu'on les met actuellement en difficulté en raison d'une contradiction entre leur éthique et les défaillances de l'organisation du soin qu'ils constatent. Les déclarations récentes de l'actuelle ministre de la Santé Agnès Buzyn vont dans ce sens.

Proposition n° 13 : Créer une Agence nationale de notation extra-financière des établissements hospitaliers publics.

Cette agence nationale aurait pour mission d'évaluer les pratiques des établissements en termes de critères sociaux et de gouvernance. Pour ce faire, elle serait forcément indépendante des tutelles et prendrait en compte un certain nombre de critères (absentéisme, nombre de recours au CHSCT, nombre de signalements à la médecine du travail, dysfonctionnements organisationnels, grèves, nombre de burn-out, signalements de maltraitance, mobilité du personnel, recours à l'intérim, procédures judiciaires en cours, condamnations). Nous avons eu à ce propos un premier contact avec Nicole Notat, ancienne secrétaire générale de la CFDT, actuellement présidente de la société Vigeo-Eiris que des centaines d'entreprises publiques ou privées européennes ont sollicitée pour réaliser un bilan réaliste de leurs pratiques sociales. L'analyse RSE (responsabilités sociales des entreprises) ferait appel à une méthodologie appropriée, respectant l'égalité de traitement entre les hôpitaux expertisés, et pourrait permettre des comparaisons entre établissements, en termes de notation sociale (notation ESG pour Environnement-Social-Gouvernance). Il serait alors aisé de vérifier que la volonté affichée de lutte contre les risques psychosociaux n'est pas restée sur une étagère et qu'elle est bien déclinée sur le terrain. Cette analyse servirait à évaluer, pour leur avancement, les directeurs d'établissement, non plus uniquement sur l'équilibre financier de leur structure mais aussi sur le versant de leur responsabilité sociale. On pourrait aboutir à un classement RSE des hôpitaux, publié sur le site web du ministère de la Santé, par exemple…

Proposition n° 14 : Créer un Observatoire national de veille et de prévention de la maltraitance et du harcèlement au sein de l'hôpital public.

Cet observatoire serait composé de personnalités indépendantes. Son champ de compétence s'étendrait à l'ensemble des professionnels de santé, sociaux et médico-sociaux. Il aurait en particulier pour missions :

– de recenser tous les cas de maltraitance et de harcèlement au sein des établissements de santé, sociaux et médico-sociaux, notamment ceux signalés par les CRP ;

– de porter à la connaissance du public les décisions de la justice administrative et pénale intervenues dans ce domaine ;

– d'initier et/ou de participer à des campagnes nationales de prévention de la maltraitance et de harcèlement au sein des établissements hospitaliers publics.

L'observatoire serait en liaison avec la direction générale de l'Offre de soins, la direction générale de la Cohésion sociale et le Centre national de gestion pour la part qui les concerne.

Proposition n° 15 : Faciliter la saisine des Commissions régionales paritaires (CRP) par les praticiens hospitaliers.

Actuellement, les CRP sont pilotées par le Centre national de gestion. Leur avis n'est que consultatif. Elles ne remplissent pas totalement leur rôle et sont délaissées ou insuffisamment sollicitées par les Agences régionales de santé qui craignent l'explosion d'une colère sourde liée à la dégradation des conditions d'exercice des médecins hospitaliers. Elles ne sont activées que lorsqu'une faute ou une insuffisance professionnelle est reprochée à un praticien. La réglementation en vigueur autorise la CRP, à la demande du CNG ou du directeur général de l'ARS, à mener des actions de conciliation. Celles-ci ne sont en réalité presque jamais entreprises.

L'Association propose qu'un PH en conflit avec sa hiérarchie et qui se considère en situation de maltraitance ou de harcèlement, puisse demander à la CRP dont il dépend d'intervenir directement. L'appel d'un numéro vert mis à sa disposition et la production par le praticien de documents et d'éléments factuels circonstanciés déclencheraient une enquête rapide, transparente et contradictoire. Certaines ARS permettent depuis peu à une cellule de conciliation issue de la CRP de s'autosaisir en cas de conflit. Une campagne d'informations des PH sur cette possibilité d'activer les CRP devrait être menée (feuille jointe au bulletin de salaire par exemple).

Proposition n° 16 : Respecter les avis des CRP et les décisions du CNG.

Actuellement, quand la Commission régionale paritaire émet un avis et qu'il est défavorable au praticien, la décision est d'application immédiate. Par contre, quand l'avis lui est favorable, dans de nombreux cas, le praticien est l'objet de pressions de l'administration locale en vue d'une mutation, ce qui revient à contourner l'avis de la commission.

Il est donc nécessaire de rendre les directeurs responsables de l'application de la décision de la CRP, sous peine de sanctions administratives effectives.

En cas de levée par le CNG d'une suspension avec demande de réintégration du praticien dans son établissement, il est indispensable de mieux contrôler le pouvoir absolu du directeur :
– d'affecter dans un autre service, voire dans une autre spécialité, le praticien,
– de supprimer carrément l'unité dont il dépend.

Par sa « passivité », le CNG est doublement fautif : d'abord de ne pas être en mesure d'exiger des directeurs qu'ils respectent ses décisions, ensuite de ne jamais les sanctionner quand ils les détournent.

Annexe

Les origines du harcèlement au sein de l'hôpital public

1. Facteurs individuels

Les comportements individuels qui tiennent à la personnalité du harceleur jouent souvent un rôle initiateur de la maltraitance. Certaines personnes, placées dans un système par nature hiérarchique comme l'est l'hôpital public, peuvent avoir le désir d'exercer un pouvoir autoritaire, voire tyrannique. Ces éléments individuels interagissent dans un système complexe où entrent en jeu des facteurs psychologiques, sociologiques et organisationnels qui peuvent renforcer le harcèlement ou au contraire aider à le combattre. En effet, derrière la personne qui harcèle, il y a un système organisé, plus ou moins facilitateur, et des individus qui rendent possible ce système.

Deux autres facteurs favorisent ces dérives. Le premier tient au système organisationnel, le second s'explique largement par les techniques managériales actuelles.

2. Gouvernance hospitalière

La loi portant la réforme de l'hôpital et relative aux patients, à la santé et aux territoires (HPST) du 21 juillet 2009 et la loi de modernisation de notre système de santé du 26 janvier 2016 sont l'une comme l'autre fortement marquées par une logique comptable et une organisation hiérarchique structurée de façon linéaire. Elles ont ignoré la dimension humaine et globale non seulement des soins et des prises en charge des patients, mais aussi des conditions de travail des personnels hospitaliers. Comme le remarquait l'actuel médiateur national Édouard Couty dans son rapport sur « Le pacte de confiance pour l'hôpital » (mars 2013), ces derniers « se sentent sous pression constante et toujours plus forte entre contrainte économique d'une part et quantité toujours plus forte des prises en charge d'autre part ». Dans sa lettre de mission au médiateur national, la ministre a souligné la nécessité de « restaurer des relations loyales et confiantes entre les institutionnels, les professionnels et l'État ».

Nous en sommes très loin.

3. Management hospitalier

Un ensemble de techniques managériales est mis en cause dans le harcèlement moral. Ces techniques qui mettent l'accent sur la rentabilité et les aspects procéduraux et quantitatifs des soins entraînent une perte du sens du travail dans un grand nombre de services hospitaliers, où elles sont encore plus destructurantes et plus mal vécues que partout ailleurs dans le secteur public.

Où est donc passé le patient dans l'analyse ?

Les soignants vont mal car la dégradation du système hospitalier ne permet pas d'assurer des soins de qualité au patient. Les progrès scientifiques sont permanents mais des dysfonctionnements induits par des décisions inadaptées et une lourdeur administrative freinent ces évolutions.

Les patients, quelles que soient leurs situations, attendent du système public de santé une prise en charge optimale et coordonnée de l'ensemble de la chaîne de soins. On ne fait pas assez le lien entre qualité de vie au travail du soignant et qualité des soins qu'il pratique. Soigner, c'est aussi prendre le temps nécessaire pour écouter le patient. Les termes prioritaires de l'équation patients/médecins/soins/organisation/contraintes budgétaires se sont trouvés déplacés sur les deux derniers items. Pour le dire différemment, l'organisation du travail à l'hôpital est totalement assujettie aux contraintes budgétaires et a en même temps laissé de côté, sans le déclarer ouvertement, l'objectif d'un accès à des soins de qualité. C'est la dictature du quantitatif et du chiffre qui règne, et qui pèse sur l'ensemble des équipes de soins : faire toujours plus avec encore moins. Les patients et leurs soignants sont étroitement liés par cet engagement moral : la qualité des soins délivrés aux patients dépend en partie d'une vie de qualité au travail pour les soignants. Toutes les études scientifiques sur les conséquences sanitaires du harcèlement tendent à démontrer qu'il y a un lien direct entre intensité du harcèlement dans un établissement et augmentation significative de la mortalité et de la morbidité pour une pathologie donnée. Comment peut-on bien soigner quand on est soi-même maltraité ?

Quand admettra-t-on que les choix stratégiques actuels faits sur l'organisation hospitalière vont à l'encontre de la bientraitance des patients ? À l'aube des Groupements hospitaliers de territoire (GHT), ne peut-on pas craindre que cela s'amplifie si on n'a pas résolu ces problématiques au sein des institutions ?

Les coups de rabot budgétaires, le manque de moyens, les restrictions d'effectifs, les restructurations imposées pour des motifs financiers, le travail en flux tendu, une dégradation des conditions de sécurité, la fixation d'objectifs sans cesse plus élevés créent un climat de souffrance au travail et ont un retentissement négatif sur les rapports humains et le travail en équipe.

Le dialogue social, la prise en compte de la dimension humaine au sein de l'hôpital public sont donc une nécessité, comme l'avait souligné à l'époque, et à juste titre, la ministre des Affaires sociales et de la Santé, Marisol Touraine.

Il en va de l'avenir même de notre système hospitalier.

Table des matières

Nº d'édition : L.01ELKN000661.N001
Dépôt légal : avril 2018

Cet ouvrage a été mis en page par IGS-CP
à L'Isle-d'Espagnac (16)

Imprimé en France par CPI
en mars 2018

N° d'impression : 144135